Athina Crane

Selbstliebe: Sich selbst akzeptieren & zu einer starken Persönlichkeit werden

Selbstliebe

Sich selbst akzeptieren & zu einer starken Persönlichkeit werden

Wahrscheinlich das letzte Selbstliebe Buch, das du lesen wirst!

Athina Crane

Athina Crane, Mellontikos Verlag wird vertreten durch:

Straight - Marketing GmbH
Mittenwalderstrasse 5a
82467 Garmisch-Partenkirchen
info@mellontikos-verlag.com
https://mellontikos-verlag.com

1. Auflage 2021

ISBN: 978-3-96786-017-7

Covergestaltung: Wolkenart – Marie-Katharina Becker, www.wolkenart.com
eBook-Erstellung + Buchsatz: Jana Köbel Autorenservice, www.jana-koebel.de

Inhalt

Über die Autorin

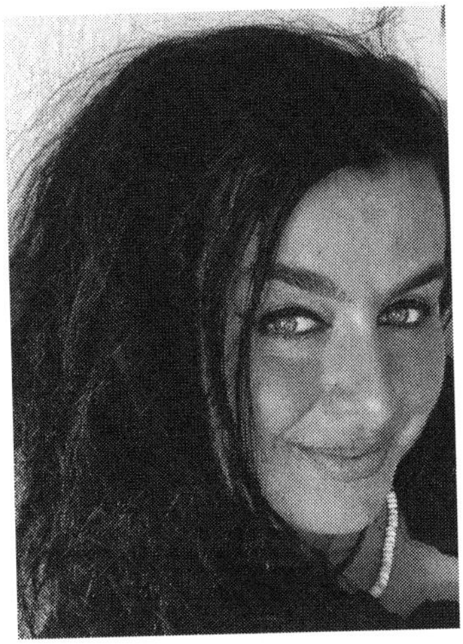

Athina Crane, erfolgreiche Unternehmerin und Autorin, verfasst regelmäßig Bücher zu den Themen „Kindererziehung“ & „Psychologie“.

Sie ist selbst Mutter und verfügt über ein großes, psychologisches Fachwissen. Ihr Team schätzt vor allem ihre souveräne, ehrliche Art zu führen und ihre Empathie. Mit viel Fingerspitzengefühl motiviert sie andere, große Dinge zu leisten und über sich selbst hinauszuwachsen.

„Du kannst alles schaffen, wenn du nur an dich glaubst“, lautet ihr Motto.

Bereits in ihrer Jugend interessierte sich die Autorin für die menschliche Psychologie und schrieb gerne Geschichten, die sozial aktuelle Themen ansprachen sowie eine positive Einstellung zum Leben vermittelten. Außerdem zählte das Kickboxen zu einer ihrer großen Leidenschaften, wobei sie im Laufe ihrer sportlichen Karriere sogar den Schwarzgurt erlangte.

Athina lebt mit ihrer Familie und ihrem Hund in der Alpenregion und genießt es, Zeit in der Natur zu verbringen.

Motto

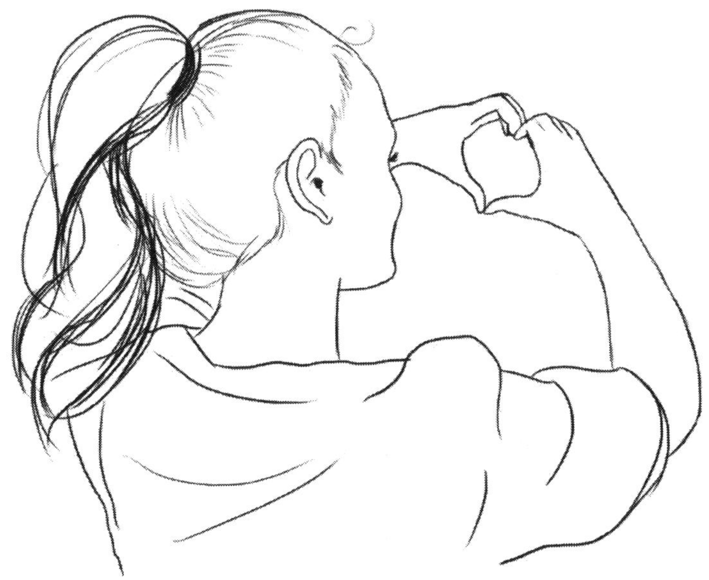

„Die Selbstliebe ist nicht angeboren. Sie ist eine Lebenseinstellung, die man sich liebevoll erarbeiten kann. Sie können alles schaffen, wenn Sie den Gedanken des Scheiterns aufgeben."

Ihre Athina Crane

Einleitung

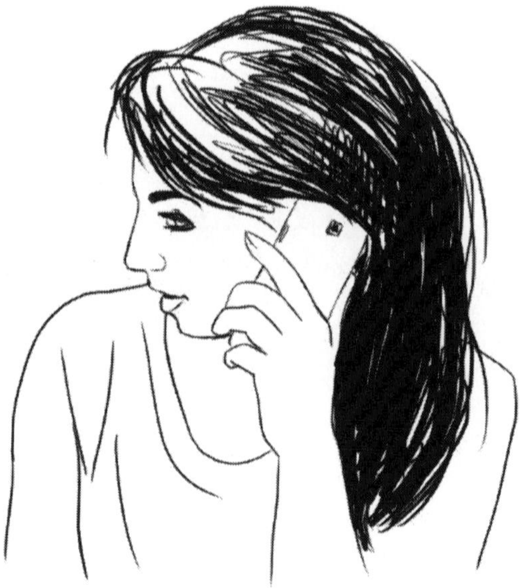

Es war Samstagabend. Wir hatten unser Kind gerade ins Bett gebracht und machten es uns auf dem Sofa bequem. Mein Mann öffnete eine Flasche Wein. Uns war es schon immer wichtig, unsere Beziehung zu pflegen. Daher nutzen wir gerne manche Abende, um einfach nur zu reden. Über uns und die Welt. Ich genoss diese Momente schon seit unserer ersten Begegnung.

Doch plötzlich klingelte mein Handy. Ich stand auf. Ging zum Wohnzimmerschrank. Es war Jana, eine gute Freundin. Wir sahen uns nicht oft, wussten aber, dass wir uns immer aufeinander verlassen konnten.

Normalerweise schalte ich mein Handy an solchen Abenden aus, um nicht gestört zu werden. Doch irgendwie musste ich es diesmal vergessen haben.

Ich drückte auf den grünen Hörer, nahm ab und begrüßte Jana herzlich. Sie klang sehr traurig und weinerlich. Diese Stimme kannte ich und wusste genau, dass sie mich in diesem Moment brauchte. Ich bot ihr an, dass wir uns in einem Lokal treffen. Dabei schwenkte ich den Blick zu meinem Mann und sah, wie er den Korken wieder in die Weinflasche steckte. Wir verstanden uns schon immer fast blind.

Ich zog mich rasch um, gab meinem Mann noch einen Kuss und ging los. Jana und ich trafen uns in einer circa drei Kilometer entfernten Bar. Sie saß bereits am Tisch, als ich eintrat. Meine Vermutung täuschte mich nicht. Sie sah wirklich mitgenommen aus. Also nahm ich sie erstmal tröstend in die Arme, bevor ich mich setzte. Dann kam der Kellner zu uns an den Tisch. Wir bestellten beide ein Zitronenwasser und fingen an zu reden. Jana erzählte mir, dass sie sich schon seit einiger Zeit sehr unwohl fühlte. Ihr Lebensgefährte und sie hatten sich vor einigen Monaten getrennt, auf der Arbeit eckte sie ständig an, sie fühlte sich in ihrem Körper nicht mehr wohl und wusste auch nichts richtig mit sich anzufangen. Sie konnte sich stellenweise in etwas vertiefen, aber war nicht wirklich glücklich und mochte sich selbst nicht mehr leiden. Als sie mir davon erzählte, erinnerte ich mich gleichzeitig an einen Punkt in meinem Leben, als es mir vor vielen Jahren mal ähnlich ging. Damals war Jana diejenige, die sofort für mich da war. Oft ist es ja so, dass man einfach einen Impuls von außen braucht. Und genau dieser war ich jetzt für sie.

Also nutzten wir die Zeit, um der Sache auf den Grund zu gehen und einen neuen Weg für sie zu finden. Wir wussten beide in diesem Moment, dass sich in ihrem Leben sehr viel um die fehlende Selbstliebe drehte. Also setzten wir genau dort an, stellten einen Plan auf und schauten gemeinsam in eine wundervollere Zukunft. Bereits einige Wochen später lösten sich viele Themen auf. Sie war noch in keiner fixen Beziehung, hatte aber einen sehr attraktiven netten Mann kennengelernt, mit dem sie sich nun öfters traf. In ihrem Job wurde sie zunehmend zufriedener. Ursprünglich wollte sie kündigen. Doch Jana erkannte, dass es nur ein Wegrennen vor den Problemen gewesen wäre. Also entschied sie sich, Verantwortung zu übernehmen, an sich zu arbeiten und wurde damit belohnt, dass sich auch ihre Kollegen ihr gegenüber anders verhielten. Sie begann zudem, achtsamer mit Ihrem Körper umzugehen und fand sich Stück für Stück wieder liebenswert.

Um mehr Selbstliebe zu erfahren, muss man bereit sein, einen Prozess zu durchlaufen. Jana hat das wirklich vorbildlich gemacht. Deshalb erzähle ich Ihnen von ihr. Vielleicht sind Sie ja derzeit in einer ähnlichen Situation oder kennen jemanden, dem es so geht. Dann haben Sie mit diesem Buch eine liebevolle Anleitung, um wie Jana an Ihrer Selbstliebe zu arbeiten, als Grundlage für ein freies, erfülltes und glückliches Leben. Im Verlauf dieses Ratgebers lüfte ich auch noch das Geheimnis darüber, was Jana genau gemacht hat.

Seien Sie gespannt!

In diesem Buch erfahren Sie zudem, was Liebe zu sich selbst wirklich bedeutet und warum sie so wichtig ist. Wir schauen uns gemeinsam die möglichen Ursachen an, warum die Selbstliebe bei vielen Menschen so schwach ausgeprägt ist. Sie können danach einen sehr spannenden Selbsttest machen, um herauszufinden, wo Sie sich derzeit auf Ihrem persönlichen Weg zur Selbstliebe befinden.

Damit Sie auch direkt in die Umsetzung kommen können, geht es im zweiten Teil des Buches darum, Schritt für Schritt zu lernen, sich selbst zu lieben. Dafür erhalten Sie zahlreiche Tipps, Tricks und Techniken, die es Ihnen deutlich einfacher machen. Sie müssen nämlich wissen, dass man Selbstliebe nicht wie mit einem Schalter an- und ausschalten kann, da sie auf mehreren Säulen basiert. Somit müssen einige Bausteine wie ein Puzzle zusammenpassen, damit es ein wundervolles Bild ergibt. Der Körper, die Gedanken, Gefühle und Emotionen, aber auch die Beziehungen zu anderen Menschen spielen dabei eine zentrale Rolle. Daher schauen wir uns auch die kleinen und feinen Facetten der Selbstliebe an.

Im dritten Teil erhalten Sie dann das Rüstzeug, um Ihr Selbstvertrauen und Selbstbewusstsein zu stärken, sowie noch vorhandene Ängste aufzulösen. Das ist nämlich die Grundlage dafür, sich selbst besser kennenzulernen und finden zu können. Im letzten Teil des Buches wird es interaktiv. Da haben Sie die Möglichkeit, direkt etwas für Ihre Seele zu tun. In allen Kapiteln gibt es Fragen, die Ihnen helfen werden, sich selbst besser reflektieren zu können.

Freuen Sie sich auf eine spannende und gleichzeitig wundervolle Reise.

Ihre
Athina Crane

Teil 1 -
Einführung in die Selbstliebe

Sicherlich sind Sie bereits sehr gespannt, was Sie alles erwarten wird und vor allem, ob Ihre Erwartungen auch erfüllt werden. Während ich dieses Buch schreibe, weiß ich nicht, wer Sie sind, was Sie erlebt haben und was Sie sich für die Zukunft wünschen. Ich versichere Ihnen jedoch, dass ich Sie ganz nah an meine Erfahrungen, Erlebnisse und Methoden heranlasse.

In diesem ersten Kapitel schauen wir uns genau an, was Selbstliebe wirklich ist, warum sie so wichtig ist und welche Ursachen es haben kann, wenn Sie sich momentan vielleicht nicht so gernhaben, wie es sein könnte. Wir werfen einen Blick darauf, wieso viele Menschen glauben, dass Selbstliebe etwas mit Narzissmus zu tun hat und warum das völlig falsch ist. Zum Ende dieses Kapitels haben Sie die Möglichkeit, einen Selbstliebe-Test zu machen. So erhalten Sie eine erste Einschätzung darüber, wo Sie derzeit stehen und an welchen Stellen Sie ansetzen können, um das Leben zu führen, welches Sie sich wünschen.

Bleiben Sie gespannt!

1. Was ist eigentlich Selbstliebe?

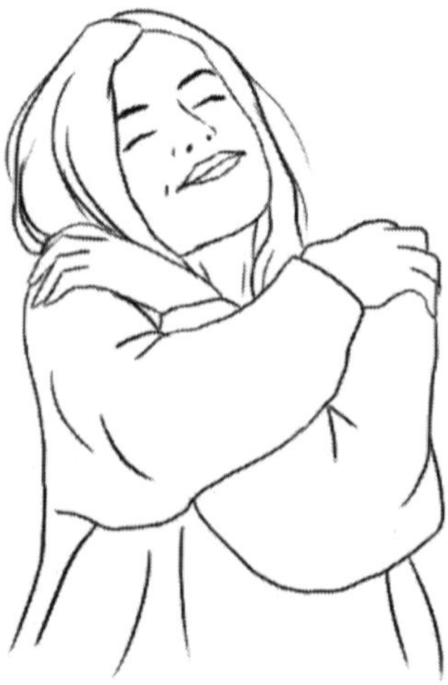

Sobald man sich mit einem Thema beschäftigt, ist es immer wichtig, sich die wesentlichen Begrifflichkeiten genauer anzusehen. Nichts würde mehr Missverständnisse mit sich bringen, als wenn Sie die ganze Zeit etwas über die Selbstliebe lesen und nicht genau wissen, was damit eigentlich gemeint ist und wie sie entsteht. Daher schauen wir uns erst einmal an, was Selbstliebe, Selbstbewusstsein, Selbstachtung, Selbstakzeptanz und Selbstwert tatsächlich bedeutet. Oft wird alles in einen Topf geworfen. Doch es ist wichtig, den Unterschied zu kennen.

Legen wir los!

Wie der Name es schon sagt, ist „Selbstliebe" die Liebe zu sich selbst. Viele picken sich nur die positiven Sachen heraus. Tatsächlich geht es aber darum, jede Faser seines Körpers, jeden Gedanken, jedes Gefühl und auch jede Verhaltensweise an sich zu lieben. Selbstbewusstsein bedeutet hingegen, sich seines Selbst bewusst zu sein. Also seiner Stärken, Schwächen, Talente, Begabungen, aber auch der eigenen Fehler. Man weiß exakt, wer man ist. Die Selbstliebe ergänzt das Selbstbewusstsein mit dem Gefühl der Liebe. Man liebt also jede Facette seines Selbst. Die Selbstachtung, die Selbstakzeptanz und der Selbstwert sind kleine Zutaten zur Selbstliebe. Die Selbstachtung ist der Respekt, den man vor sich selbst hat. Die Selbstakzeptanz ist der Grad, wie sehr man sich akzeptiert oder auch nicht. Und der Selbstwert ist die Bewertung, die man sich selbst gibt.

Früher fand ich das gesamte Thema sehr seltsam. Ich stellte mir eingebildete, arrogante und egoistische Typen vor, die stundenlang vor dem Spiegel stehen und sich nur für andere interessieren, wenn sie sich einen Vorteil davon versprechen. Bestimmt kennst du auch solche Menschen. Ich fand so etwas schon immer abscheulich und brachte es fälschlicherweise mit Selbstliebe in Verbindung. Dabei hat das gar nichts damit zu tun. Wer sich selbst wirklich liebt und das Wundervolle in sich entdeckt, der sieht es auch in anderen.

Genau diese Eigenschaft ist extrem wichtig. Wer sich so annehmen kann, wie er oder sie ist, besitzt den Schlüssel für ein erfülltes und glückliches Leben. Selbstliebe bedeutet auch, gut und liebevoll für sich selbst zu sorgen. Das heißt, Körper, Geist und Seele so zu pflegen, wie sie es verdient haben.

Wie fast alle Menschen brauchte auch ich früher viel Anerkennung von anderen Personen, um die Bestätigung zu haben, dass ich gut bin, wie ich bin. Durch die Selbstliebe ist das nicht mehr notwendig. Man nährt sich nicht mehr von den schönen Worten anderer, sondern aus sich selbst heraus. Als Folge verändert sich dadurch auch das eigene Umfeld. Denn Selbstliebe hat eine unfassbare Strahl- und Anziehungskraft. Andere spüren die Authentizität, die Ehrlichkeit, die Zufriedenheit und die positive Ausstrahlung. Man muss niemanden mehr von sich überzeugen und auch seinen Frust nicht mehr bei anderen abladen. Man geht ganz anders mit Krisen, Rückschlägen und Kritik um. Ein Bekannter von mir, mit dem ich mal zusammengearbeitet habe, hat immer rote Wangen bekommen, wenn er kritisiert wurde. Er hat sich geschämt und die Schamesröte stieg ihm sprichwörtlich ins Gesicht. Seitdem er durch seinen persönlichen Selbstliebeprozess gegangen ist, hat er eine viel zartere und weichere Haut bekommen. Bis heute wird er nicht mehr rot, selbst wenn es heftige Kritik hagelt. Er bleibt ruhig, gelassen und nimmt es nicht mehr persönlich. Und das völlig automatisch. Ist das nicht wundervoll? Sie können durch eine Portion Selbstliebe alles in Ihrem Leben wandeln und dabei auf sämtlichen Ebenen erfolgreicher werden. Je früher Sie anfangen, desto länger haben Sie etwas davon.

Leider sind die meisten Menschen tatsächlich der Meinung, dass die Liebe zu sich selbst entweder da ist oder eben nicht. Sie glauben, dass man damit geboren wird oder sie vererbt bekommt. Sicherlich haben das Umfeld, in dem ein Kind aufwächst und die Erziehung einen großen Einfluss auf die Ausprägung der Selbstliebe, selbst im Erwachsenenalter. Dennoch leiden viele völlig unnötig. Denn Selbstliebe kann man lernen wie alles andere im Leben auch. Das bedeutet, man muss sich nur bewusst dafür entscheiden und ein paar Regeln befolgen.

2. Mögliche Ursachen mangelnder Selbstliebe

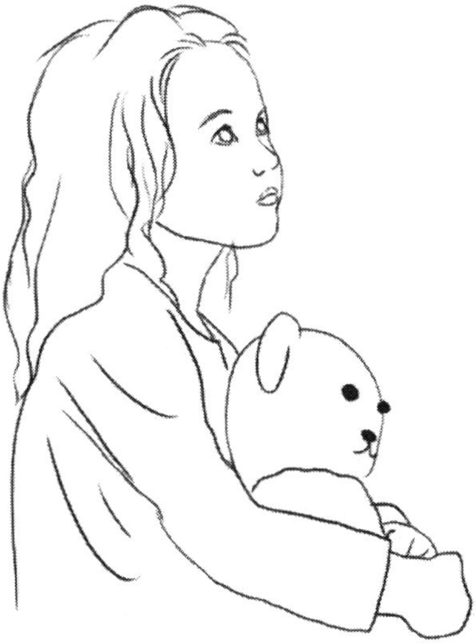

2.1 Kindheit

Wir Menschen können also Selbstliebe lernen. Idealerweise tun wir das bereits in der Kindheit. Leider ist oft das Gegenteil der Fall. Doch woran liegt das?

Jedes Kind macht seine ganz eigenen Erfahrungen, da das Umfeld immer ein anderes ist. Auch hat man verschiedene Bezugspersonen, die einen unterschiedlich beeinflussen, beispielsweise Eltern, Großeltern, Geschwister, Freunde und Lehrer. Und auch diese haben immer einen differierenden Entwicklungsstand, je nach Zeit und eigenen Erfahrungen. So reagieren Eltern beim ersten Kind vermutlich anders als beim zweiten oder dritten. Ein junger, ungeübter Lehrer wird seine Schüler anders behandeln als ein älterer mit unzähligen Jahre Unterrichtserfahrung. Freunde und Geschwister entwickeln sich selbst auch weiter und Großeltern sterben. Ihre Kindheit war somit ein ganz individuelles Erlebnis, das nur Sie hatten. Keiner sonst hat die gleichen Erfahrungen gemacht wie Sie.

Und gerade das Umfeld ist für unsere mentale Einstellung entscheidend, denn wir werden davon geprägt. Das liegt daran, dass wir nicht dadurch lernen, was man uns sagt, sondern wie sich andere verhalten. Kinder haben noch kaum Referenzerlebnisse, da sie diese erst sammeln müssen. Daher schauen sie sich alles ab. Sie nehmen sehr genau wahr, wie sie behandelt werden, wie Eltern mit Gefühlen umgehen und welche Werte sie vermittelt bekommen. Ein Problem dabei ist die emotionale Abhängigkeit der Sprösslinge in Bezug auf Mama und Papa. Wer sehr streng erzogen wurde, hat häufig den inneren Druck zu gefallen und alles richtig machen zu wollen. Es entsteht oft die falsche Verknüpfung zwischen Leistung und Liebe. Wenn das passiert, dann denken Kinder unbewusst, dass sie nur Liebe erfahren, wenn sie gute Ergebnisse liefern. Zudem lernen sie, dass Liebe von außen kommt. Wenn man die eigenen Bedürfnisse und Gefühle ständig unterdrückt, um den Erwartungen gerecht zu werden, dann entsteht daraus eine Gewohnheit. Diese ist dann ausschlaggebend für alle weiteren Erfahrungen.

Ich erinnere mich an eine Mutter, die ein großes Problem damit hatte, die Gefühle und Bedürfnisse ihres Sohnes Max richtig wahrzunehmen. Der Junge hat dadurch sehr früh erfahren, dass seine Gedanken, Gefühle und Verhaltensweisen nicht richtig sind. Sie erzählte mir davon, dass Max im Kindergarten oft von anderen geärgert wurde. Sie hielt es für angemessen, der Situation nicht zu viel Aufmerksamkeit zu schenken. Sie glaubte, dass ihn das abhärten würde. Sie selbst war eine Frau, die ihre Gefühlswelt genau aus demselben Grund schon jahrelang unterdrückte.

Sie glaubte hart sein zu müssen. Max erfuhr dadurch, dass es nicht in Ordnung ist, wie er fühlte. Auch er begann, seine Emotionen zu unterdrücken. Das führte dazu, dass er oft ausfallend wurde und ebenso die Bedürfnisse anderer nicht verstand.

Wenn Eltern den Bezug zur eigenen Gefühlswelt verloren haben, dann können sie sich nicht oder nur schlecht in andere einfühlen. Mit Max´ Mutter arbeiteten wir zuerst daran, dass sie sich in die Lage zu versetzen lernte, selbst gehänselt zu werden und sich dadurch traurig zu fühlen. So erkannte sie, wie sich ihr Sohn wohl gefühlt haben musste. Wer aus diesem Mitgefühl heraus kommuniziert und handelt, zeigt seinem Gegenüber, dass er oder sie okay ist.

Ist man im Gegenzug so erzogen worden, dass man alle Freiheiten hatte, kann es oft passieren, dass man sich dadurch unwichtig und uninteressant fühlt. Weder das eine noch das andere ist förderlich.

Sie erkennen jetzt, wie wichtig die Kindheit für die spätere Liebe zu sich selbst ist. Aber auch wenn Sie das als erwachsener Mensch wissen, ändert sich vorerst mal nichts. Sie können es vielleicht bei Ihren Kindern besser oder anders machen. Das Gefühl in Ihnen und die Gewohnheit ist aber immer noch da. Sollten Sie in Ihrer Kindheit eine Prägung erlebt haben, die heute noch dafür sorgt, dass Sie sich selbst zu sehr kritisieren, sich klein fühlen oder die Liebe zu sich selbst noch nicht gefunden haben, dann kann ich Sie beruhigen. Ihr Weg sollte dennoch nicht der sein, Ihren Eltern, Erziehern oder Lehrern Vorwürfe zu machen. Das verstärkt nur die alte Gewohnheit. Übernehmen Sie die volle Verantwortung für sich selbst und treiben Sie sich die alten Flausen aus dem Kopf. Verändern Sie Ihre Denk- und Gefühlsgewohnheiten so, dass Sie sich selbst wieder respektvoll lieben und akzeptieren können.

Denn auch die Menschen in Ihrem kindlichen Umfeld haben nur so gedacht, gefühlt und gehandelt, weil sie es so gewohnt waren.

Fragen:
Woraus habe ich als Kind das Gefühl der Liebe gezogen?
Habe ich mich als Kind wichtig und bedeutend gefühlt?
Welche Verhaltensweisen habe ich von meinen Eltern übernommen?
Was habe ich von meinen Eltern über Selbstliebe gelernt?
Was habe ich von meinen Eltern über Gefühle gelernt?

2.2 Persönliche Erfahrungen & Erlebnisse

Ich erlebe immer wieder Menschen, die ihre schwierige Situation mit einer schweren Kindheit oder schmerzvolle Erfahrungen begründen. Keineswegs möchte ich das irgendwie verharmlosen. Ich erwähne es, weil es mir darum geht, wie ein Mensch auf schwierige Situationen reagiert. Selbstverständlich ist es nicht immer möglich, positiv über alles zu denken. Das wäre vielleicht auch eher eine Realitätsverzerrung. Dennoch liegt es an einem selbst, ob man den Kopf hängen lässt, die Verantwortung anderen in die Schuhe schiebt und die Opferrolle einnimmt. Wenn man hingegen seine negativen Erlebnisse nutzt, um eine Lehre daraus zu ziehen, reagiert man in Zukunft auch anders auf Krisen, Hindernisse oder Probleme. Ein großer Teil des Erfolgs steckt also nicht in der Vergangenheit, sondern in den gegenwärtigen Entscheidungen und Reaktionen.

Nun ist das natürlich leichter gesagt als getan. Wer schon mal versucht hat, tiefsitzende Gewohnheiten zu verändern, weiß, dass man dafür ein gewisses Durchhaltevermögen benötigt. Man muss alles anders machen als bisher. Wenn man sich zum Beispiel in der Traurigkeit verfangen und festgefahren hat, dann kann es hilfreich sein, das Erlebte noch einmal aus einer anderen Perspektive zu betrachten. Dabei fallen einem oft Verhaltensmuster auf, die man sonst nicht wahrgenommen hätte. So können Sie alternative Reaktionen für sich prüfen.

Meine Freundin Jana, von der ich Ihnen eingangs berichtet habe, konnte nur ganz schwer mit Kritik umgehen. Sobald jemand eine andere Meinung hatte, fühlte sie sich angegriffen. Das lag daran, dass sie bereits in ihrer Kindheit immer das Gefühl hatte, perfekt sein zu müssen. Auf Dauer fühlt man sich aber irgendwann in die Ecke gedrängt, weil man eigene Fehler nicht akzeptieren kann. Entweder werden sie dann vertuscht oder es gibt ein verbales Feuerwerk. Der erste Schritt ist, sein Verhalten zu erkennen und es bewusst wahrzunehmen. Selbst wenn Sie noch keinen Ausweg haben oder sich emotional gefangen fühlen, haben Sie mit der Erkenntnis darüber bereits den Weg in die richtige Richtung geebnet. Je bewusster Sie mit negativen Erfahrungen umgehen, desto einfacher kommen die Lösungen in Ihr Leben. Tatsächlich gibt es aber auch Situationen, wie zum Beispiel einen Unfall, an denen Sie keine Schuld tragen. Dennoch kann es hilfreich sein, seine Beobachtungsgabe zu erhöhen, um die Ursache auf sachlicher Ebene herauszufinden. Nur so kann man für die Zukunft daraus lernen und die eigene Entwicklung positiv beeinflussen.

Wir leben in einer Gesellschaft mit einer sehr niedrigen Fehlertoleranz. Aus meiner Sicht dürfte sich das gerne wandeln. Denn Fehler sind die Grundlage für Erfolg. Wenn jedoch ein Unternehmer mit seiner Firma in Schieflage gerät, dann muss häufig Insolvenz angemeldet werden. Für den Unternehmer selbst ist es dann in der Regel sehr schwer, in der Wirtschaft wieder Fuß zu fassen. Wir wollen immer gleich alles perfekt machen. Das ist ein großer Druck. Warum sollte einem Menschen das Leben aufgrund einer Pleite schwieriger gemacht werden? Wenn er clever ist, dann hat er daraus gelernt und kann ein viel größeres und stabileres Unternehmen aufbauen. Das wäre doch sinnvoll, oder?

Und genau das möchte ich Ihnen mitgeben. Schauen Sie sich den Sinn hinter Ihren Erfahrungen an. Prüfen Sie die gesamte Situation und nicht nur kleine Teilaspekte. Fragen Sie sich, wozu es gut war, dass Sie es an manchen Stellen im Leben so schwer hatten. Viele tun genau das nicht. Sie begeben sich in eine Opferrolle, ärgern sich ewig, aber verändern nichts an ihrer Einstellung. Wenn jemand sehr oft von seinen

Partnern verlassen wurde, dann ist das die beste Voraussetzung für eine grandiose nächste Beziehung, falls man bewusst daraus gelernt hat. Das Leben bietet nicht immer nur Friede, Freude, Eierkuchen. Es ist vor allem ein Lernprozess. Je schwieriger sich Ihr Leben bisher gestaltet hat, desto besser sind die Voraussetzungen, es schlagartig zu verändern.

Man hat immer mal wieder Momente, in denen man gerne im Erdboden versinken würde. Einfach zu erstarren oder zu verschwinden ist jedoch nicht die Lösung. Besser ist es, das Beste daraus zu machen und zu versuchen, den Schaden so gering wie möglich zu halten. Auf diese Weise kann man auch eine Lehre daraus ziehen. Das gilt auch für Situationen, in denen man anderen geschadet hat und sich dafür schämt. Verzeihen Sie sich selbst. Auch wenn vielleicht andere Menschen etwas nicht entschuldigen konnten, so sollten Sie zumindest mit sich selbst reinen Tisch machen.

Beziehen wir dieses ganze Wissen nun auf die Vergangenheit und die prägenden Erlebnisse, ist es ganz wichtig, bewusst zu erkennen, welches Erlebnis ausschlaggebend für die eigene Situation war, was daran nicht in Ordnung war und was man in Zukunft anders machen sollte. Das hilft dabei, dass sich solche Erfahrungen nicht wiederholen müssen.

Fragen:

Wie gehe ich mit Fehlern um?

Welche Erfahrungen habe ich gemacht, die mich in meiner Selbstliebe einschränken?

Welche Gewohnheiten habe ich, die mich auf dem Weg zur Selbstliebe blockieren?

Welche Fehler habe ich in meinem Leben gemacht, die ich mir selbst bisher nicht verziehen habe?

In welchen Situationen begebe ich mich in eine Opferrolle?

2.3 Die eigene Einstellung

Bei vielen Menschen basiert das Problem der mangelnden Selbstliebe auf dem gleichen Grund: Ihre Gedanken blockieren eine Veränderung. Wer seine Denkweise ändert, kann seinem Leben eine neue Richtung geben. Vielleicht haben Sie auch schon mal versucht, Ihre Gedanken zu verändern. Das ist tatsächlich gar nicht so einfach. Auch hier liegt das Problem im Denken. Die meisten gehen davon aus, dass ihre Gedanken wahr sind und die absolute Realität widerspiegeln. In Wirklichkeit hat der Mensch die fantastische Gabe, etwas für wahr zu halten, was nicht existiert oder falsch ist. Wir haben also alle unsere eigene Realität. Und diese wiederum wird aus unseren Lernerfahrungen geformt. Es sind die Prägungen, die eigenen Erlebnisse, unsere Eltern, Geschwister, Freunde, Lehrer und die Medien, die einen massiven Einfluss auf unser Denken haben.

Wenn eine Frau immer wieder von ihren Partnern betrogen wurde, dann sind Männer für sie möglicherweise „alle schlecht". In Pandemiezeiten gibt es die Befürworter und die Leugner. Was ist aber richtig? Genauso gibt es tausende Realitäten zur Politik, zur Schule, zu Religionen und dem, was gesund oder ungesund ist. Unsere Einstellung entscheidet darüber, in welche Richtung wir gehen und in welche nicht. Ganz gleich, was davon wahr oder falsch ist - es ist der größte Stellhebel, den wir haben.

Verabschieden Sie sich davon, die Wahrheit zu kennen. Die meisten Gedanken beinhalten Meinungen, Betrachtungsweisen oder Ideen, aber nicht die Realität. Das ist bei mir so, bei Ihnen und auch bei allen anderen Menschen auf diesem Planeten.

Wenn Sie bemerken, dass Ihre Einstellung Ihnen an manchen Stellen Probleme bereitet, dann ist das kein Grund, den Kopf in den Sand zu stecken. Sie können daran arbeiten und Veränderungen vornehmen. Dafür muss man jedoch zuerst erkennen, dass die eigenen Gedanken nicht die Realität widerspiegeln. Hinterfragen Sie den Wahrheitsgehalt ihrer eigenen Einstellung: Ist alles belegbar und beweisbar, oder gibt es auch andere Gedanken, die wahr sein könnten?

Wenn jemand zum Beispiel denkt, dass reiche Menschen egoistisch und unehrlich sind, dann kann er hinterfragen, ob das wirklich alle betrifft oder nur die fünf bis sechs, die er flüchtig kennt. Glaubt jemand, dass er nicht schlau genug ist, um eine neue Sprache zu lernen, dann kann er das hinterfragen. Wie viele Sprachen gibt es? Wie viele davon hat er versucht zu lernen? Gibt es andere Menschen, die weniger intelligent sind, aber dennoch mehr Sprachen sprechen?

Sie können tatsächlich jeden Gedanken, jede Idee, jede Meinung und jede Sichtweise in der Luft zerreißen, indem Sie gezielte Fragen stellen. Nur so erfahren Sie, was Sie wirklich wissen. Sollten Sie von einigen Gedanken immer noch nicht loskommen, dann prüfen Sie doch mal, wo Sie Ihre Informationen herbekommen haben und wie glaubwürdig die Quellen sind. Sind sie zu 100 Prozent belegt und nachprüfbar? Können Sie die Erkenntnisse und Studien einsehen? Oder glauben Sie nur, dass man Sie sicher nicht angelogen hat?

Sobald Sie das hinterfragt haben, können Sie beginnen sich bewusst zu machen, welchen Einfluss Ihre Gedanken, Meinungen, Ideen und Sichtweisen auf Ihr Leben hatten und weiterhin haben werden, wenn Sie daran festhalten. Wer denkt, dass alle Männer schlecht sind, wird den Richtigen auch nicht finden. Wer denkt, dass Reiche arrogant und unehrlich sind, wird selbst kaum in den Genuss kommen, viel Geld zu besitzen. Oft ziehen Menschen nur eine Bestätigung aus ihrer Einstellung, um sich zu beweisen, dass sie okay sind. Prüfen Sie genau, welche Facetten Ihrer Einstellung Ihnen auf dem Weg zur Selbstliebe im Wege stehen. Schauen Sie sich dann an, wie sich Ihr Leben entwickeln könnte, wenn Sie nicht förderliche Gedanken einfach loslassen, und überlegen Sie, was Sie stattdessen denken sollten, um die gewünschte Entwicklung zu erreichen.

Fragen:

Welche Gedanken halte ich für wahr, die mich aber immer wieder in schwierige Situationen bringen?

Welche Gedanken davon sollte ich ablegen?

Welche neuen und förderlichen Gedanken kann ich stattdessen in mein Leben integrieren?

3. Ist man ein Egoist oder Narzisst, wenn man sich selbst liebt?

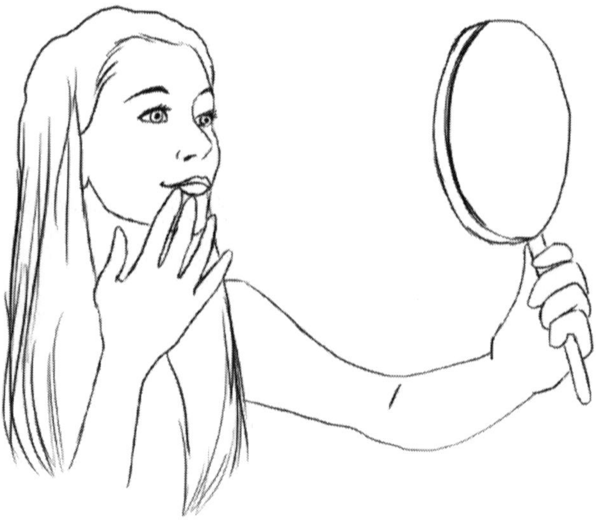

In meiner Jugend kannte ich mal einen jungen Mann. Er hieß Alex, war groß, hatte braune Haare und sah auf den ersten Blick sehr gut aus. Doch Aussehen ist nicht alles. Er war jemand, den ich heute als sehr narzisstisch und egoistisch bezeichnen würde. Alex nutzte seinen Charme, um andere Menschen für sich zu begeistern. Sein wirklicher Antrieb war jedoch, seine Gier nach Anerkennung zu stillen. Er hatte einen hohen Anspruch an andere, machte sie klein, sobald sie ihm nicht mehr nützlich waren, und reagierte extrem sensibel, sobald man ihn kritisierte. Wenn man sich mit ihm unterhielt, dann ging es nur um ihn. Sprach jemand in seiner Gegenwart über sich, dann unterbrach er denjenigen und lenkte das Gespräch wieder auf seine eigenen Fähigkeiten und Talente. Alex konnte sich nicht in andere Menschen einfühlen, was zur Folge hatte, dass man sich in seiner Gegenwart wie ein kleines und unbedeutsames Licht fühlte. Zudem konnte er sehr rücksichtslos sein, wenn etwas nicht so lief, wie er es sich wünschte.

Aus heutiger Sicht ist Alex für mich ein Paradebeispiel eines Narzissten.

Diese Sorte Mensch ist darauf angewiesen, von anderen anerkannt und bewundert zu werden. Sie ziehen daraus ihre Lebenskraft. Deswegen reagieren sie auch so empfindsam auf Kritik. Tatsächlich ist es sehr schwer, mit einem Narzissten auf einen Nenner zu kommen. Ganz gleich ob im beruflichen oder privaten Leben, es ist stets eine Herausforderung. Manche können sogar sehr bösartig werden.

Menschen, die ein gesundes Selbstwertgefühl besitzen und über ausreichend Selbstliebe verfügen, bleiben auch stark und in ihrer Mitte, wenn sie einen Rückschlag erleiden oder kritisiert werden. Oft wird Selbstliebe mit Narzissmus oder Egoismus gleichgesetzt. Das ist völlig falsch. Es sind vielmehr Gegensätze.

Narzisstische Menschen stellen sich ständig über andere. Sie fühlen sich größer, einzigartiger, wollen Macht über andere haben und überschätzen sich regelmäßig selbst. Sie glauben, dass andere sie beneiden und spielen laufend mit unfairen Tricks und Methoden. Ein Narzisst ist vollkommen von seiner Denkweise überzeugt und zweifelt nicht an sich. Das führt dazu, dass er sich auch nicht wirklich weiterentwickeln kann. Auch hier sind die Ursachen sicherlich in der Kindheit zu suchen. Doch in vielen Fällen erkennen Narzissten nicht mal, dass sie ein Problem haben. Sie halten sich schließlich für perfekt.

Wenn Sie solchen Menschen begegnen, dann seien Sie vorsichtig und nehmen sich bitte kein Beispiel an ihrem Verhalten. Denn glücklich sind Narzissten in der Regel auch nicht. Sollten Sie selbst an sich solche Eigenschaften feststellen, dann ist der erste wichtige Schritt, dies zu erkennen. Sie wissen ja, dass Sie alles verändern können, wenn Sie es wollen.

Fragen:

Was habe ich in meiner Kindheit über Menschen mit narzisstischen Persönlichkeitsmerkmalen erfahren und gelernt?
Welche Menschen kenne ich, die narzisstische Verhaltensweisen haben?
Welche Verhaltensweisen habe ich selbst, die narzisstisch sein könnten?

4. Selbsttest – Wie sehr lieben Sie sich selbst?

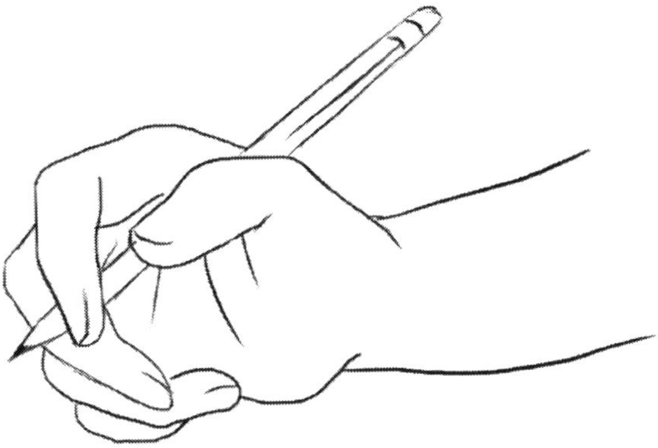

Um Ihnen die derzeitige Ausprägung Ihre Selbstliebe vor Augen zu führen, habe ich den folgenden Test für Sie entwickelt. Bitte beantworten Sie die 30 Fragen so ehrlich wie möglich – entweder auf einem separaten Blatt Papier oder gerne auch hier im Buch. Wenn Sie fertig sind, zählen Sie bitte Ihre Punkte zusammen und prüfen in der Auswertung, in welchem Punktebereich Sie liegen.

Machen Sie bitte unbedingt diesen Test, bevor Sie im Buch fortfahren, denn nur indem Sie erkennen, wo Sie gerade stehen, können Sie eine passende Route zu Ihrer Selbstliebe finden.

5 = sehr häufig	4 = häufig	3 = manchmal	2 = selten	1 = sehr selten	0 = nie

Ich nehme mir weniger als 10 Stunden pro Woche nur für mich.	5	4	3	2	1	0
Ich vergleiche mich oft mit anderen.	5	4	3	2	1	0
Ich bin leicht verletzlich.	5	4	3	2	1	0
Die Anerkennung anderer ist mir sehr wichtig.	5	4	3	2	1	0
Ich habe oft Angst vor Misserfolg.	5	4	3	2	1	0
Ich neige zu Perfektionismus.	5	4	3	2	1	0
Ich bin oft antriebslos.	5	4	3	2	1	0
Ich behalte mein wahres Gesicht lieber für mich.	5	4	3	2	1	0
Mir ist wichtig, was andere von mir halten.	5	4	3	2	1	0
Ich beneide andere um ihren Erfolg.	5	4	3	2	1	0
Ich fühle mich oft ungeliebt.	5	4	3	2	1	0
Ich mache mir oft Vorwürfe.	5	4	3	2	1	0
Ich habe oft Schuldgefühle.	5	4	3	2	1	0
Komplimente kann ich nicht so gut annehmen.	5	4	3	2	1	0
Ich mag es nicht, wenn andere über mich reden.	5	4	3	2	1	0
Ich mag mein Spiegelbild nicht.	5	4	3	2	1	0
Ich mag meinen Körper nicht.	5	4	3	2	1	0
Ich fühle mich in meiner Haut unwohl.	5	4	3	2	1	0
Ich zweifle oft an meinem Können.	5	4	3	2	1	0
Ich mag es nicht Fehler zu machen.	5	4	3	2	1	0
Ich halte andere Menschen für wertvoller als mich.	5	4	3	2	1	0
Wenn ich kritisiert werde, fühle ich mich klein oder schwach.	5	4	3	2	1	0
Ich würde gerne vieles an mir verändern.	5	4	3	2	1	0
Ich kann nicht gut verlieren.	5	4	3	2	1	0
Ich liebe mich selbst nicht.	5	4	3	2	1	0
Ich akzeptiere mich nicht so, wie ich bin.	5	4	3	2	1	0
Ich denke oft schlecht über mich.	5	4	3	2	1	0

Ich achte mehr auf die Bedürfnisse anderer als auf meine.	5	4	3	2	1	0
Ich bin oft nicht dankbar für mein Leben.	5	4	3	2	1	0
Ich vertrete meine eigenen Werte nicht genug.	5	4	3	2	1	0

Auswertung

0 – 49 Punkte
Sie sind bereits sehr erfolgreich auf Ihrem Weg zur Selbstliebe und sehr gefestigt in Ihrer Persönlichkeit.

Sie strahlen viel Selbstbewusstsein, Selbstwert und Selbstakzeptanz aus. Das hat eine starke Wirkung auf andere Menschen. Sie sind in der Lage, sich selbst mit Liebe zu ernähren und andere positiv zu beeinflussen. Machen Sie so weiter und verfestigen Sie Ihre Situation mit weiteren Tipps und Anregungen aus diesem Buch.

50 – 99 Punkte
Sie sind einigermaßen zufrieden mit sich selbst. Dennoch gibt es einige Situationen, in denen Sie sich verunsichern lassen und nicht sehr liebevoll mit sich selbst umgehen. Versuchen Sie, noch bewusster zu werden und störende oder nicht förderliche Gedanken gegen bessere auszutauschen. Auch wenn es mal schwierig wird, sollten Sie am Ball bleiben, damit Ihre positive Grundeinstellung sich noch weiter verbessert und zu einer Gewohnheit wird. Denn dann ist es nicht mehr anstrengend, sich vollkommen selbst zu lieben. Holen Sie sich weitere Anregungen und Tipps aus diesem Buch.

100 – 150 Punkte
Sie haben noch einige Baustellen auf dem Weg zur Selbstliebe. Wissen Sie bereits, woran das liegt? Dann ist das der erste Schritt. Stecken Sie den Kopf nicht in den Sand. Denn schließlich ist es nur der momentane Status. Auch wenn Sie schon länger auf diesem schwachen Selbstliebeniveau leben, kann jetzt der richtige Zeitpunkt sein, um Schritt für Schritt

wieder alles in bessere Bahnen zu lenken. Schauen Sie sich dafür genau die Fragen an, bei denen Sie die meisten Punkte vergeben haben. Finden Sie dafür geeignete Gegenmaßnahmen. Übernehmen Sie die volle Verantwortung für sich selbst, und nehmen Sie sich die Tipps und Ratschläge in diesem Buch wirklich zu Herzen. In wenigen Wochen können Sie erneut ein Fazit ziehen. Und vielleicht haben Sie bis dahin schon kräftig ihre Gedanken aufgewirbelt und aufgeräumt.

Fragen:

Welche Erkenntnisse nehme ich aus diesem Selbstliebe-Test mit?
In welchen Bereichen habe ich mir selbst 4 oder 5 Punkte gegeben und sollte etwas tun, um meine Situation zu verbessern?
In welchen Bereichen habe ich mir 3 Punkte gegeben?

Teil 2 –

Selbstliebe lernen

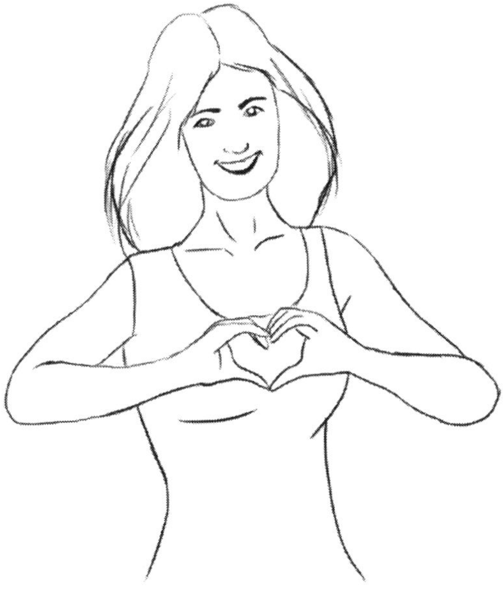

Sich selbst lieben zu lernen klingt im ersten Moment vielleicht sehr aufwendig und stressig. Dabei ist es das nicht. Es kann sogar richtig Spaß machen, wenn man spürt, dass man von Tag zu Tag glücklicher und zufriedener wird. Dennoch sollten Sie nicht unterschätzen, dass jeder Lernprozess seine Zeit benötigt, bis er Wirkung zeigt. Stellen Sie sich mal eine Frau vor, die in den letzten fünf Jahren auf der Couch gesessen, Chips gefuttert und sich nur zum Arbeiten und Einkaufen aus dem Haus bewegt hat. Nennen wir sie Lisa. Sie hat die ganze Zeit über weder Sport gemacht, noch auf ihre Ernährung geachtet. Nun hat sie auf einmal Ihre Situation erkannt und sich große Ziele gesetzt. Sie möchte nicht nur fitter, vitaler und schlanker werden - sie will einen Marathon laufen. Ein sehr ambitioniertes Ziel. Aber sie weiß, dass sie es schaffen kann, wenn sie nur an sich glaubt.

Wenn Lisa nun direkt eine Distanz von mehreren Kilometern laufen müsste, dann würde sie kläglich scheitern. Schließlich hat sie keinerlei Kondition und ihre Muskeln wären völlig überfordert. Geht sie jedoch strategisch vor und wird von Tag zu Tag und von Woche zu Woche etwas besser, dann kann Lisa ihr Ziel irgendwann erreichen. Es braucht seine Zeit.

Genauso ist das mit der Selbstliebe. Haben Sie viele Jahre nichts oder nur sehr wenig dafür getan, dann müssen Sie Körper, Geist und Seele erstmal wieder daran gewöhnen. Idealerweise mit viel Freude und Spaß. Damit Ihnen das gelingt erhalten Sie in diesem Kapitel des Buches nun einige Selbstliebetechniken, ein paar Werkzeuge für glücklichere Beziehungen, Hilfestellungen, um einen besseren Kontakt zu Ihrem Körper zu bekommen und meine besten Tipps und Tricks, um Gefühle und Gedanken besser steuern und regulieren zu können.

Bleiben Sie gespannt.

1. Selbstliebe - Techniken

Kommen wir nun zu ein paar sehr wertvollen Selbstliebe-Techniken, mit denen es Ihnen auf sehr einfachem Wege gelingen kann, mehr Liebe für sich selbst zu entwickeln. Sie brauchen dafür kaum Vorkenntnisse und können direkt mit der Umsetzung beginnen. Achten Sie dabei darauf, dass Sie sich keinen krampfhaften Druck machen. Mit mehr Leichtigkeit arbeitet es sich oft besser und erfolgreicher. Betrachten Sie diese und auch alle weiteren Techniken in diesem Ratgeber als ein Buffet. Sie können alles probieren, müssen es aber nicht. Wählen Sie sich also die Methoden aus, mit denen Sie gerne arbeiten möchten. Alles andere können Sie auch zu einem späteren Zeitpunkt erarbeiten. Haben Sie dabei nicht den Anspruch, gleich alles perfekt machen zu wollen. Gehen Sie locker an die Sache heran und nähern Sie sich Stück für Stück der optimalen Selbstliebe.

Viel Freude dabei.

1.1 Magische Fragen stellen

Sicherlich haben Sie auch bereits eine Menge an Lebenserfahrung gesammelt. Dann geht es Ihnen wie mir. Vielleicht haben Sie auch erfahren, dass es im Leben nicht immer konstant vorwärts geht. Es gibt Tage, da könnte man Berge versetzen, und dann kommen wieder andere Momente, in denen man sich schlecht, mies und missverstanden fühlt. Manchmal neigt man dazu, sich in negative Situationen zu sehr hineinzusteigern. Damit erreicht man aber nur, dass man wie auf einer Abwärtsspirale seine Stimmung weiter verschlechtert. Das liegt oft daran, weil man versucht seine negativen Gedanken zu bekämpfen. Widerstand erzeugt jedoch immer mehr Widerstand und führt somit zu keinem besseren Ergebnis. Wenn Sie jedoch Ihre Gedanken in eine andere, positive Richtung lenken, dann bemerken Sie schnell, wie einfach es ist, die Spirale wieder hinaufzugehen.

Ein wundervolles Werkzeug dafür sind Fragen. Sie haben den psychologischen Vorteil, dass sie wie ein hypnotischer Suchbefehl in das eigene System eindringen und Sie nicht anders können, als nach einer Antwort zu suchen. Je besser die Fragen sind, die Sie sich stellen, desto glücklicher und zufriedener können Sie sein.

Lassen Sie uns mal konkret zwei Beispiele mit je vier Fragen anschauen. Achten Sie dabei auf Ihr Gefühl. Bei welchem Fragenblock fühlen Sie sich besser?

Fragenblock 1:

Warum passiert mir immer so etwas Blödes?
Wieso gelingt es mir nicht abzunehmen und schlank zu sein?
Warum hört keiner auf mich?
Wieso versteht mich keiner?

Fragenblock 2:

Was kann ich Gutes tun, um die Situation zu verbessern?
Wie kann ich meinen Körper so mit Liebe durchfluten, dass ich schon bald mein Wunschgewicht erreiche?
Wie kann ich mir Gehör verschaffen und dabei andere mit meinen Worten berühren?
Wie kann ich mich noch besser ausdrücken, dass andere sofort verstehen, was ich meine?

Konnten Sie einen Unterschied feststellen? Vielleicht konnten Sie auch die Methodik in den Fragen erkennen. Sobald Sie eine Warum-Frage oder eine Wieso-Frage stellen, erhalten Sie automatisch Begründungen. Viele Menschen wollen alles ergründen und stellen sich deshalb diese unbequemen Fragen. Sie glauben, darin einen Ausweg zu finden. In Wirklichkeit ist es jedoch so, dass die Lösungen erst kommen, wenn man gezielt nach ihnen fragt. Daher sind Wie-Fragen viel positiver und geeigneter.

Beobachten Sie sich selbst mal einen Tag lang, welche Fragen Sie sich stellen. Suchen Sie instinktiv eher nach Begründungen, die Sie weiter runterziehen oder nach Lösungen, die Sie motivieren?

Hier noch ein paar weitere Beispiele für Sie zur Inspiration:

Wie muss ich jetzt denken, um noch glücklicher zu sein?
Wie kann ich mich jetzt verhalten, um bessere Ergebnisse zu erzielen?
Wie kann ich in einer Zeit von Angst und Schrecken meine Gedanken so lenken, dass ich gestärkt und erfolgreich daraus hervorgehe?
Wie wird es mir gelingen, noch mehr Geld zu verdienen?
Wie kann ich meine Partnerschaft noch harmonischer und liebevoller gestalten?
Wie würde ich mich verhalten, wenn sicher nichts schief gehen könnte?
Wie finde ich auf dem schnellsten Weg die Liebe zu mir selbst?

Fragen:

Welche Fragen hat man mir häufig in meiner Kindheit gestellt? Waren es mehr Begründungsfragen oder mehr Lösungsfragen?
Welche Fragen stelle ich mir regelmäßig, die mir nicht guttun?
Welche Fragen stelle ich mir bereits, die mir guttun?
Welche Fragen kann ich mir in Zukunft stellen, um mich noch besser zu fühlen?

1.2 Liebevolle Affirmationen

Vielleicht haben Sie schon mal von Affirmationen oder Autosuggestionen gehört. Sie funktionieren ähnlich wie die magischen Fragen. Der Unterschied ist, dass es sich um Botschaften handelt, mit denen Sie Ihr Unterbewusstsein dauerhaft verändern können. Sie lenken ebenso die Aufmerksamkeit auf etwas, das Sie motiviert und stärkt. Es geht also darum, sich selbst zu beeinflussen und unliebsames Verhalten zu unterbinden.

Sie geben sich dafür regelmäßig Botschaften und wiederholen diese häufig, sodass sie von Ihrem Unterbewusstsein aufgenommen werden. Der Effekt ist ähnlich wie bei einem Ohrwurm. Wenn Sie ein Musikstück immer wieder hören, geht es Ihnen irgendwann nicht mehr aus dem Kopf. Genau diesen Effekt machen wir uns mit Affirmationen zunutze. Sie können mit dieser Methode Ihre Wahrnehmung verändern, Gedanken und Gefühle automatisieren, Ihr Verhalten ändern und Ihrem Geist eine klare Entwicklungsrichtung geben.

Damit Ihnen das gelingt, braucht es ein paar Rahmenbedingungen:

- Die Botschaft muss sich stimmig für Sie anfühlen.
- Die Botschaft darf nicht erfunden sein.
- Die Botschaft muss klar, verständlich und in der Gegenwartsform formuliert werden.
- Sie müssen die Botschaft mit einer hohen Emotionalität aussprechen, sodass Sie auch fühlen, was Sie sagen.
- Die Botschaft sollte keinen Leistungsdruck erzeugen, sondern motivieren.
- Sie müssen die Botschaft regelmäßig für 2 – 4 Minuten aussprechen. Und das über einen Zeitraum von mindestens 3 Wochen.

Wenn Sie möchten, dann können Sie sich dabei auch vor einen Spiegel stellen und sich selbst in die Augen schauen. Auch wenn das zu Beginn etwas ungewohnt und unangenehm ist, hat es einen viel stärkeren Effekt. Anfangs kann es sein, dass Sie sich dabei komisch oder verrückt vorkommen. Auch das ist völlig normal. Es wäre aber viel verrückter, einfach so weiterzumachen wie bisher und nichts zu ändern. Viele erfolgreiche Menschen und Spitzensportler arbeiten tagtäglich mit Affirmationen. Die Hemmungen verlieren Sie irgendwann von selbst.

Lassen Sie uns nun ein paar Beispiele anschauen, damit Sie auch wissen, wie Sie unter den genannten Rahmenbedingungen exzellente Botschaften entwickeln können.

- Immer wenn ich mich gesund ernähre, fühle ich mich vital und geliebt.
- Wenn ich glücklich bin, dann spüre ich, dass ich eins bin mit dem Universum.
- Immer wenn ich mir selbst etwas Gutes tue, spüre ich die Selbstliebe in mir.
- Meine Energie kann fließen, wenn ich tief, ruhig und entspannt atme.
- Ich bin selbstbewusst und stark, wenn ich mir selbst vertraue.
- Ich liebe mich selbst, wenn ich mich akzeptiere, wie ich bin.
- Ich kann wunderbar mit Kritik umgehen, wenn ich mich in andere hineinfühle.
- Ich bin energiegeladen und motiviert, wenn andere Menschen mir zuhören.
- Ich kann alles erreichen, wenn ich daran glaube, dass ich nicht scheitern werde.

Wie Sie sehen, können Sie viele wundervolle Botschaften entwickeln und sich selbst damit programmieren. Überfordern Sie sich zu Beginn nicht. Definieren Sie ein bis drei starke Sätze und arbeiten dann erstmal mit diesen, bis sie in ihrem Unterbewusstsein gefestigt sind.

Fragen:
Welche Botschaften habe ich als Kind immer wieder hören müssen, die mir nicht gutgetan haben?
Welche Botschaften habe ich als Kind immer wieder gehört, die mich motiviert haben?
Welche drei Botschaften möchte ich mir für die nächsten drei Wochen täglich selbst geben?
Welche 10 Botschaften möchte ich mir danach regelmäßig selbst geben?

1.3 Sich selbst belohnen

Wenn man sich wirklich gerne hat, sollte man sich das auch zeigen. Sehr gut funktioniert das mit kleinen Belohnungen. Ich beobachte oft Menschen, die sich für etwas belohnen, wenn es ihnen nicht gut geht. Sie wollen sich damit aufbauen und negative Gefühle verdrängen. Rein psychologisch ist das jedoch nicht förderlich. Wenn jemand zum Beispiel einen stressigen Tag auf der Arbeit hatte, weil vieles schief gelaufen ist, dann ist es nicht ratsam, sich mit einem guten Essen oder einem Feierabendbier dafür zu belohnen. Die meisten machen das jedoch. Problematisch ist, dass das Unterbewusstsein die Belohnung mit dem negativen Erlebnis verknüpft. Daraus folgt die Logik, dass es für schöne Erlebnisse zuerst negative braucht. Wenn Sie so handeln, programmieren Sie sich darauf, dass Sie weitere stressige Situationen produzieren, um sich belohnen zu können. Rein objektiv betrachtet ist das natürlich völlig sinnfrei. Doch unser Gehirn funktioniert so. Was müssen Sie also tun, um sich auf glücklichere Zeiten einzustellen? Richtig! Sie belohnen sich nur noch für die positiven Dinge im Leben. Also für all das, was gut gelaufen ist. Somit schaffen Sie eine Verknüpfung und stellen sich immer mehr darauf ein, weitere schöne Ereignisse zu produzieren. Klingt simpel oder?

Wenn Sie also mal einen schlechten Tag hatten, suchen Sie sich die kleinen positiven Dinge heraus und belohnen sich dafür. Das erstmal vorweg. Doch wie kann man sich eigentlich selbst belohnen? Ein paar Möglichkeiten wären, regelmäßig shoppen zu gehen, an den Wochenenden zu verreisen oder sich andere teure Geschenke zu machen. Solange Ihr Geldbeutel mitspielt, spricht nichts dagegen. Sie können aber auch viel einfacher und kostengünstiger an die Sache herangehen.

Hier ein paar Beispiele:

- Machen Sie eine Pause und genießen ein heißes Getränk in der Stille.
- Gehen Sie an einem schönen Ort spazieren.
- Verbringen Sie Zeit mit Menschen, die Sie gerne haben.
- Lesen Sie ein gutes Buch.
- Meditieren Sie.
- Machen Sie Yoga.
- Nehmen Sie ein entspannendes Bad.
- Kochen Sie sich etwas Außergewöhnliches.
- Helfen Sie anderen Menschen.
- Singen oder tanzen Sie.
- Gönnen Sie sich eine Massage.
- Gehen Sie schwimmen.
- Treiben Sie Sport.
- Gehen Sie wandern.

Wie Sie sehen, gibt es eine Fülle an Möglichkeiten, sich selbst zu belohnen. Es muss nicht immer teuer sein. Viel wichtiger ist, dass Sie regelmäßig die Verknüpfung von positiven Erlebnissen mit einer Belohnung verbinden. Dann werden Sie schnell merken, wie Sie danach dürsten, weitere Erfolge zu erzielen, um sich belohnen zu können. Schaffen Sie sich also Ihr ganz eigenes Belohnungssystem.

Fragen:
Wofür kann ich mich im Alltag noch mehr belohnen?
Womit kann ich mich im Alltag noch mehr belohnen?

1.4 Fühlen lernen

Wir haben das Glück, in einer Wohlstandsgesellschaft leben zu dürfen. Grundsätzlich fehlt es uns an nichts. Auch wenn mal Schwierigkeit auftreten und man keinen Job findet oder krank wird, können wir auf ein im Vergleich zu anderen Ländern gutes Gesundheits- und Sozialsystem zurückgreifen. Wir erhalten eine finanzielle Unterstützung, mit der man zwar keine großen Sprünge machen kann, doch das Leben selbst ist abgesichert. In vielen Länder ist das nicht so. Wir leben aber auch in einer Gesellschaft, die sich sehr an Normen, Regeln, Vorgaben und Gesetzen orientiert. Das führt dazu, dass der Großteil unserer Mitmenschen sehr auf Zahlen, Daten und Fakten fokussiert ist. Das macht uns auf der logischen und rationalen Seite zu einer sehr intelligenten Gesellschaft. Gefühlsmäßig können wir jedoch aus meiner Sicht noch einiges dazulernen. Wenn man sich sehr stark mit analytischen und rationalen Themen auseinandersetzt, ist klar, dass sich die emotionale Seite im Gehirn nicht so schnell entwickeln kann und sich vielleicht auch manchmal etwas schwerer steuern lässt. Dabei könnten wir recht schnell den Zugang zu unseren Gefühlen und Emotionen wieder aufbauen. Dafür müssen wir uns nur weniger verschließen und dazu bereit sein, uns mehr zu öffnen. Uns selbst, aber auch anderen Menschen gegenüber.

Mit der folgenden Übung kann es Ihnen langfristig gelingen, mehr Kontrolle über Ihre Gefühlswelt zu erhalten. Vielen Menschen fällt es anfangs nicht leicht, die aufkommenden Gefühle auszuhalten. Das liegt einfach daran, dass sie daran gewöhnt sind, Gefühle möglichst schnell wieder loszuwerden, negative und auch positive. Was bedeutet das?

Stellen Sie sich einmal vor, Sie hätten noch nie Lotto gespielt. Auf einmal packt Sie der Gedanke, es doch mal auszuprobieren. Sie gehen ins Geschäft, kaufen sich einen Schein, kreuzen Ihre Zahlen an und geben ihn ab. Sie bezahlen und gehen wieder heim. Am Abend verfolgen Sie im Fernsehen die Lottoziehung. Alle Zahlen, inklusive der Zusatzzahl, stimmen überein. Sie haben 32 Millionen Euro gewonnen und jubeln. Was ist das Nächste, was Sie tun werden? Die meisten Menschen müssen es unbedingt jemandem erzählen und wollen ihre Freude teilen. Rein menschlich betrachtet ist das völlig normal. Psychologisch betrachtet ist es jedoch so, dass Sie dadurch Ihr positives Gefühl abschwächen. Sie teilen es tatsächlich. Anspannung, Nervosität und Freude werden dadurch, dass Sie mit jemandem darüber sprechen, schwächer. Wenn ein Mensch das in solchen Momenten immer tut, gewöhnt sich das Gehirn daran, gute Gefühle automatisch zu unterbrechen. Das führt dazu, dass man sich irgendwann nicht mehr so herzlich freuen kann. Ich empfehle Ihnen daher, sämtliche Gefühle erstmal selbst zu durchleben und erst danach mit jemandem darüber zu sprechen.

Wie können Sie das trainieren?

1. Legen Sie Ihre ganze Aufmerksamkeit auf Ihren aktuellen Gefühlszustand. Achten Sie darauf, dass Sie nur fühlen und das Gefühl dabei nicht bewerten.
2. Lassen sie das Gefühl einfach da sein und beobachten Sie es. Wenn Sie genau hineinspüren, können Sie feststellen, wie sich das Gefühl im Körper bewegt. Beobachten Sie weiter.
3. Genießen Sie alle Gefühlszustände, die hochkommen. Wenn Sie alles richtig machen, werden Sie feststellen, dass die Gefühle einfach kommen und auch wieder gehen.

Sobald Sie in diesem Ablauf geübt und trainiert sind, können Sie auch bewusst mal einen Zustand aus Ihrer Vergangenheit reflektieren, indem Sie sich an eine angenehme oder unangenehme Situation erinnern. Dann fokussieren Sie sich wieder nur auf das Gefühl im Körper und beobachten, wie es sich bewegt und von selbst verändert. Ohne zu bewerten oder etwas verändern zu wollen.

Mit dieser sehr simplen Vorgehensweise können Sie sich antrainieren, wieder mehr und intensiver zu fühlen. Achten Sie auch im Alltag darauf, dass Sie Gefühle, die Ihnen guttun, nicht zu häufig unterbrechen. Dieser Vorgang macht nämlich langfristig gefühlskalt. Und das wollen Sie sicherlich nicht.

Fragen:
Welche Gefühle nehme ich bisher in meinem Alltag noch nicht genug wahr?
Wie kann ich lernen, meine Gefühle im Alltag noch deutlicher wahrzunehmen?

1.5 Die eigenen Bedürfnisse erkennen und verstehen

Kennen Sie Ihre eigenen Bedürfnisse? Wissen Sie, was Sie wirklich wollen? Wenn ja, dann gehören Sie zu den Menschen, die bereits sehr fortgeschritten sind. Die meisten wissen es nämlich nicht. Für die Liebe zu sich selbst ist es jedoch sehr wichtig. Wer seine eigenen Bedürfnisse nicht kennt, kann sie nicht fokussieren und verwirklichen.

Zunächst sollten wir aber erstmal klären, was Bedürfnisse überhaupt sind. Dazu gibt es hunderte schlaue Theorien. Ich möchte es jedoch einfach halten. Daher beschreibe ich es so:

„Ein Bedürfnis ist der Wunsch, einen Mangel auszugleichen."

Gleichen wir einen Mangel nicht aus, leiden wir in der Regel. Wenn Sie zum Beispiel in der Wüste sind und seit einer Stunde nichts getrunken haben, könnte das Bedürfnis aufkommen einen Schluck Wasser zu trinken. Verwehren Sie sich diesen Wunsch, werden Sie irgendwann darunter leiden.

Wenn Sie Single sind und sich einsam fühlen, haben Sie vielleicht das Bedürfnis nach Zweisamkeit. Stillen Sie dieses Bedürfnis nicht, kann langfristig daraus ein tiefsitzender Kummer entstehen. In der Bedürfnisforschung gibt es viele unterschiedliche Typen. Manche sehnen sich nach Abenteuern, andere nach Balance und wieder andere nach Sicherheit. Dabei gibt es kein richtig oder falsch. Die Frage ist nur: Was ist Ihnen wichtig? Welche Bedürfnisse haben Sie? Sehnen Sie sich eher nach dem großen Abenteuer? Oder doch lieber nach Harmonie, Ausgeglichenheit oder Sicherheit?

Manche gehen gerne auf Reisen und erkunden die Welt, andere liegen lieber bei Kerzenschein in der Badewanne. Es ist wichtig, seine eigenen Bedürfnisse zu kennen und ihnen zu folgen. Im Laufe des Lebens kann es jedoch sein, dass sich die Wünsche ändern. Jemand, der in jungen Jahren sehr abenteuerlustig war, kann im mittleren Alter schon viel ruhiger sein und sich Stabilität wünschen. Wenn Bedürfnisse sich verändern, merken Sie es in aller Regel daran, dass Sie sich nicht mehr so wohl fühlen. In diesen Phasen müssen Sie erneut forschen, welche Bedürfnisse nun für Sie relevant sind.

Begehen Sie jedoch nicht den Fehler und machen andere Menschen für Ihre Bedürfnisse verantwortlich. Ich erlebe es immer wieder, dass man Erwartungen an andere Menschen hat und dann enttäuscht ist, wenn diese nicht erfüllt werden. Legen Sie Ihre Bedürfnisbefriedigung nicht in die Hände anderer, sondern agieren Sie selbst. Vielen fällt das schwer, da sie niemanden haben, auf den sie mit dem Finger zeigen können. Selbstliebende Menschen brauchen das nicht. Sie sind selbst für sich verantwortlich und kümmern sich engagiert um die eigene Bedürfniserfüllung.

Fragen:

Welche Bedürfnisse habe ich?

Welchen Mangel will ich damit ausgleichen?

Wie haben sich meine Bedürfnisse von der Zeit meiner Kindheit bis heute verändert?

Wie kann ich noch mehr Verantwortung für die Erfüllung meiner Bedürfnisse übernehmen?

1.6 Selbstliebe-Tagebuch

Vielleicht haben Sie auch schon mal ein Tagebuch geschrieben oder kennen jemanden, der das regelmäßig tut. Wussten Sie eigentlich, dass Schreiben eine sehr selbstreflektierende und bewusstseinssteigernde Wirkung haben kann? Es kostet nicht viel Zeit. Man ruft sich nochmal die Erlebnisse des Tages ins Bewusstsein und erhält Klarheit über seine Gefühle. Zehn bis fünfzehn Minuten am Abend sind vollkommen ausreichend. Sie können dafür ein einfaches und günstiges Notizbuch nehmen. Manche mögen es, ihren Gedanken beim Schreiben freien Lauf zu lassen. Ich empfehle Ihnen jedoch eine feste Struktur von Fragen, damit sich Ihr Unterbewusstsein an diesen Ablauf gewöhnen kann. Stellen Sie sich zum Beispiel jeden Abend die Frage, wofür Sie an diesem Tag dankbar sind, erhalten Sie im Laufe der Zeit einen neuen Fokus. Sie entdecken automatisch mehr Dinge im Alltag, für die Sie Dankbarkeit empfinden. Zu Beginn kann es einem schwer fallen, solche Fragen zu beantworten. Daran erkennt man, dass man unbewusst einen anderen Fokus hatte. Mit den richtigen Fragen programmieren Sie Ihre Gedanken und Gefühle um.

Nun fragen Sie sich sicherlich, welche Struktur denn sinnvoll wäre. Tatsächlich gibt es dafür kein Patentrezept. Ich unterscheide immer zwischen förderlichen und nicht förderlichen Fragen. Mir selbst helfen Fragen, die positive Gefühle auslösen, mein Selbstvertrauen steigern und mir motivierende Erkenntnisse bringen. Von negativen Fragen sehe ich grundsätzlich ab.

Hier ein paar Beispiele:

- Wofür bin ich heute dankbar?
- Welche Situationen habe ich heute genossen?
- Welche Erfolge habe ich heute erzielt?
- Wem habe ich heute eine Freude gemacht?
- Was habe ich mir selbst heute Gutes getan?
- In welchen Momenten habe ich die Liebe zu mir selbst gespürt?
- Was habe ich heute gelernt?
- Welche Situationen kann ich ab morgen besser machen?
- In welchen Momenten kann ich mir in Zukunft noch mehr Selbstliebe schenken?

Durch die Beantwortung dieser Fragen am Abend machen Sie unbewusste Erlebnisse bewusst. Das schult Ihr Selbstbewusstsein und bereitet Sie Schritt für Schritt auf eine schönere Zukunft vor. Es geht nicht darum, dass Sie am Abend etwas verändern oder transformieren, sondern nur darum, mehr Bewusstsein zu schaffen. Wenn Sie das mal über mehrere Wochen oder Monate machen, werden Sie feststellen, dass Sie viel klarer denken, entscheiden und handeln können. Indem Sie sich immer wieder an positive Erlebnisse und an die Liebe zu sich selbst erinnern, erhalten Sie einen glücklicheren Fokus. Probieren Sie es doch mal für drei bis sechs Monate aus.

Fragen:
Wie könnte die Struktur in meinem Selbstliebe-Tagebuch aussehen?
Wie viele Fragen möchte ich regelmäßig beantworten?
Welche Fragen möchte ich mir regelmäßig beantworten?
Über welchen Zeitraum werde ich das Selbstliebe-Tagebuch einmal konsequent testen?

1.7 Selbstliebe-Meditation

Sicherlich kennen Sie auch diese Tage, an denen Sie von negativen Gedanken geplagt werden. Obwohl Sie sich fest vorgenommen haben, positiv zu denken, funktioniert es einfach nicht so, wie Sie es sich vorstellen. Ich hatte früher oft solche Tage. Irgendwann begann ich mich jedoch für Meditation zu interessieren. Dabei bemerkte ich, dass man dadurch ganz gezielt seinen Zustand beeinflussen kann.

Sie wissen, dass man immer eine Wahlmöglichkeit hat. Man kann sich selbst bemitleiden und sich andere Menschen suchen, die das Leid mit einem teilen. Sie können aber auch durch regelmäßige Meditationen Ihr Gehirn so verändern, dass Sie stets neue Kraft schöpfen können, mehr Selbstvertrauen gewinnen, zufriedener werden und sich innerlich stärker fühlen. Meditation bedeutet für mich praktizierte Selbstliebe. Ich nehme mir Zeit für mich, meine Gedanken, Gefühle und Emotionen. Sie müssen dabei nicht zu einem buddhistischen Mönch werden und irgendwo auf einem einsamen Felsen sitzen. Sie können das ganz in Ruhe zuhause machen. Auch brauchen Sie keinerlei Vorerfahrungen. Ich erlebe immer wieder Menschen, die von Seminar zu Seminar rennen, um ganz spezielle spirituelle Erfahrungen in der Meditation zu machen. Das mag vielleicht spannend sein, doch kann es auch ungemein stressen. Meditation braucht kein Ziel. Sie wissen vorher nicht, was am Ende dabei herauskommt oder ob sich überhaupt etwas ändert. Es geht vielmehr um den Prozess selbst.

Gerne gebe ich Ihnen eine kleine Anleitung:

Setzen oder legen Sie sich so hin, dass es sich für Sie bequem anfühlt. Schließen Sie die Augen und konzentrieren sich zunächst nur auf Ihren Atem. Spüren Sie, wie die Luft beim Einatmen in Sie hinein- und beim Ausatmen aus Ihnen herausströmt. Beobachten Sie Ihren Atem für die nächsten 1-2 Minuten und lächeln Sie dabei. Spüren Sie, wie sich das Lächeln auf Ihren gesamten Körper wirkt.

Lenken Sie Ihre Aufmerksamkeit ganz langsam durch Ihren Körper - von oben nach unten. Gehen Sie durch alle Körperpartien hindurch und spüren, wie diese sich anfühlen. Nehmen Sie sich für jede Stelle 1-2 Minuten Zeit und schenken sich immer wieder ein Lächeln.

Wenn Sie sich danach noch ruhiger und entspannter fühlen, wiederholen Sie 20–30-malfolgende Sätze:

Ich liebe mich, so wie ich bin.
Ich bin dankbar für mein Leben.
Ich bin einzigartig.
Ich weiß ganz genau, was ich will und was mich glücklich macht.

Spüren Sie jetzt wieder in Ihren Körper hinein und scannen ihn von oben bis unten durch. Prüfen Sie dabei, an welcher Stelle es sich in diesem Moment am angenehmsten und glücklichsten anfühlt. Fokussieren Sie sich exakt auf diesen Punkt und spüren, wie Sie dieses Gefühl dadurch verstärken. Es breitet sich im gesamten Körper aus. Verstärken Sie es für 1-2 Minuten.

Wenn Sie sich jetzt wohl und glücklich fühlen, wiederholen Sie 20-30-mal folgende Sätze:

Ich liebe mich.
Ich vertraue mir.
Ich bin es wert, glücklich zu sein.

Fokussieren Sie sich nun wieder auf Ihren Atem. Spüren Sie, wie die Luft in Sie hineinströmt und wieder aus Ihnen herausgestoßen wird. Beobachten Sie diesen Vorgang für 1-2 Minuten. Spüren Sie danach wieder in Ihren Körper hinein. Beobachten Sie einfach das Gefühl, das in diesem Moment da ist. Bewerten Sie es nicht. Denken Sie nicht darüber nach. Fühlen Sie es einfach und genießen Sie es für weitere 1-2 Minuten.

Lösen Sie sich dann von allen Gedanken, Gefühlen und Emotionen, öffnen Sie Ihre Augen und sagen sich: Ich danke mir für diesen wundervollen Augenblick.

Fragen:
Welche Erfahrung habe ich mit dieser Meditation gemacht?
Wie kann ich Meditationen noch mehr in meinen Alltag einbauen?

1.8 Anderen Menschen aufrichtige Liebe schenken

Viele Menschen wünschen sich ein glücklicheres Leben. Leider ist das nicht immer so einfach, wie man es sich vorstellt. Die Herausforderungen des Alltags können manchmal sehr kraftraubend sein. Man wird im Job gefordert, der Partner oder die Kinder brauchen einen oder man muss sich um alltägliche Dinge wie das Einkaufen, die Wäsche, das Kochen und das Aufräumen kümmern. Je nachdem mit welcher Einstellung man an diese Aufgaben herangeht, kann es einem Energie rauben, aber auch Kraft schenken.

Lara fühlte sich im Alter von 32 Jahren in Ihrem Leben sehr gestresst. Sie war seit 2 Jahren verheiratet, kümmerte sich um den gemeinsamen Sohn und schmiss den Haushalt. Vorher hatte sie als leitende Angestellte bei einem Kosmetikhersteller gearbeitet. Nun verdiente ihr Mann den gesamten Lebensunterhalt. Seitdem sie nicht mehr arbeiten ging, verschlechterte sich ihre Stimmung von Woche zu Woche. Sie wurde angespannter, war schneller gereizt und hatte kaum noch Lebensfreude. Zu Beginn war ihr das selbst gar nicht bewusst. Doch nicht nur ihr Mann, sondern auch die Familie und ihre Freunde machten Sie darauf aufmerksam. Daraufhin begann Sie sich mit sich selbst auseinanderzusetzen und erinnerte sich, dass sie früher sehr lebensfroh und stets gut gelaunt gewesen war. Das schien ihr jedoch eine Ewigkeit her zu sein. Ihr wurde bewusst, dass Sie innerlich alles und jeden dafür verantwortlich machte. Sie verdiente kein eigenes Geld mehr. Ihr Mann war viel mit seiner Arbeit beschäftigt, die eigene Mutter wusste beim Thema Kindererziehung immer alles besser und der gesamte Haushalt blieb an ihr hängen. Überall stand und lag etwas herum, was sie selbst nicht dort abgelegt hatte. Sie fühlte sich verantwortlich, es wegzuräumen. Schließlich tat es sonst keiner. Während all diese Gedanken wie ein Film vor ihr abliefen, machte es „Klick". Mit einem Mal wurde ihr klar, dass sie allen anderen die Schuld gab und sich selbst als eine Art Opfer sah.

Lara erinnerte sich an frühere Zeiten, in denen sie wesentlich schwierigere Herausforderungen deutlich leichter und mit mehr Fröhlichkeit bewältigt hatte. Also fragte sie sich, was damals anders war. Es machte wieder „Klick": Früher hatte sie trotz größerer Schwierigkeiten und Probleme niemals ihre Fröhlichkeit und Liebe zum Leben abgelegt. Das machte es ihr einfacher, sämtliche Hürden zu meistern. Sie lächelte immer, machte anderen Komplimente und wünschte jedem das Beste. Lara bemerkte, dass gar nicht die Umstände schuld an ihrer jetzigen Situation waren, sondern ihre eigene Einstellung. Und so entschied sie sich, etwas zu verändern.

An diesem Tag standen noch der Wocheneinkauf und der Haushalt auf ihrer Agenda.

Ihr Sohn war im Kindergarten. Also setzte sie sich ins Auto und fuhr zum Supermarkt. Während der Fahrt überholte sie ein Sportwagenfahrer mit rasantem Fahrstil. Normalerweise wäre ihr der Kragen geplatzt. Doch sie blieb ruhig und sandte dem Fahrer des Sportwagens gedanklich viel Liebe und Kraft. Im Supermarkt freute sie sich darüber, dass alles, was sie und ihre Familie die Woche über brauchten, in den Regalen stand. Sie spürte eine Dankbarkeit und sandte allen Beteiligten gedanklich viel Liebe. An der Kasse legte sie alles auf das Band und sah, dass die Kassiererin sehr gestresst war. Also warf sie ihr einen Blick zu und lächelte sie an. Die Kassiererin schaute erst irritiert auf den Boden, lächelte aber dann freundlich zurück. Lara sandte auch ihr gedanklich viel Liebe. Dann packte sie ihre Sachen in den Einkaufswagen und bezahlte. Auf dem Weg zum Auto kamen ihr laufend Menschen entgegen. Gedanklich sandte sie allen viel Liebe und Glück. Am Auto angekommen legte sie die Einkäufe in den Kofferraum, brachte den Einkaufswagen zurück und fuhr schließlich nach Hause. Voll bepackt ging sie in die Küche, füllte den Kühlschrank und die Vorratskammer wieder auf. Dann warf sie einen Blick in das Wohnzimmer und den Rest der Wohnung. Es gab noch viel zu tun. Lara war jedoch fröhlich und begann sofort. Jedes Teil, welches sie in die Hand nahm, bekam gedanklich etwas Liebe gesandt. Sie räumte auf, putzte und wischte den Boden. Alles mit Liebe und Dankbarkeit.

Am Nachmittag kam ihr Mann von der Arbeit zurück und brachte den gemeinsamen Sohn vom Kindergarten mit. Lara lächelte beide an und sandte ihnen gedanklich Liebe. Seitdem sie ihrem Umfeld und anderen Menschen wieder aufrichtig Liebe schenkte, veränderte sich alles in ihr. Sie strahlte wieder, war fröhlicher und alle um sie herum reagierten auf einmal genauso positiv auf sie.

Vielleicht klingt diese Vorgehensweise etwas seltsam. Doch dahinter steckt das Gesetz der Anziehung. Wenn Sie aufrichtige Liebe in die Welt senden, erhalten Sie diese auf anderen Wegen wieder zurück. Sind Sie hingegen grimmig, genervt und geben anderen die Schuld an ihrer Situation, werden Sie feststellen, dass Sie sich immer tiefer in der Negativspirale verfangen.

Geben Sie anderen Menschen das, was Sie sich selbst wünschen. Ermöglichen Sie es ihnen, sich auch selbst zu lieben. Schenken Sie ihnen ein Lächeln, Komplimente oder andere Nettigkeiten. Jedoch nicht, um etwas zurückzuerhalten, sondern aufgrund Ihrer Aufrichtigkeit. Denn wenn Sie anderen Menschen mehr aufrichtige Liebe schenken, wird es auch Ihnen leichter fallen, diese zu erhalten.

Fragen:

Wem könnte ich im Alltag mehr Liebe schenken?

Wie fühlt es sich für mich an, wenn ich anderen Menschen mehr Liebe schenke?

Wie kann ich mehr Liebe in Aufgaben bringen, die ich bisher als unangenehm empfunden habe?

2. Selbstliebe & Beziehungen

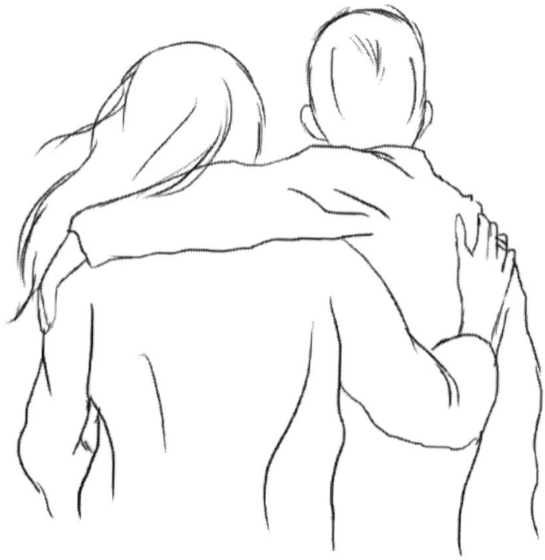

2.1 Sich selbst lieben, um andere zu lieben

Durch die Erfahrungen mit mir selbst und auch mit anderen Menschen ist mir eine Sache ganz besonders aufgefallen: Es geht dabei um den Zusammenhang zwischen der Selbstliebe und der Beziehung zu anderen Menschen. Sowohl familiär, im Freundes- und Bekanntenkreis, aber auch in der Partnerschaft.

Bernadette hatte früher große Schwierigkeiten damit, sich selbst zu akzeptieren und zu lieben. Auch im Umgang mit ihrem Umfeld stand sie laufend vor Herausforderungen. Sie hatte wenig gute Freunde, verstand sich mit ihren Eltern nicht und in der Liebe erlebte sie häufig On-Off-Beziehungen. Irgendwann entschied sie, dass es so nicht weitergehen könne. Zumal es sie sehr belastete. Bernadette suchte jedoch viel zu lange die Fehler bei den anderen. Daher änderte sich zunächst nichts. Schließlich entdeckte sie einen Coach, der auf das Thema zwischenmenschliche Beziehungen spezialisiert war, und begann mit ihm zu arbeiten. Er erzählte ihr, dass es kaum möglich sei, gute Beziehungen zu anderen Menschen aufzubauen, zu halten und weiterzuentwickeln, wenn man sich selbst nicht liebt. Bernadette hörte zum ersten Mal davon. Doch sie vertraute ihrem neuen Coach. Und so brachte er ihr einige Selbstliebe-Techniken bei. In den folgenden drei Monaten sprach sie täglich ihre ausgearbeiteten Affirmationen, belohnte sich für gute Ergebnisse, führte ein Selbstliebe-Tagebuch und begann, sich in einem täglichen Meditationsritual mit ihrer Vergangenheit auseinanderzusetzen. Während dieser Zeit spürte sie, dass sie zunehmend entspannter, gelassener und auch freundlicher wurde. Nicht nur zu anderen, sondern vor allem auch zu sich selbst. Indem sie sich selbst besser kennenlernte, entwickelte sie auch mehr Empathie für andere. Sie begann sich wieder mit ihren Eltern zu treffen, Freunde zu besuchen und mit Männern zu flirten. Dabei fühlte sie sich großartig. In der letzten Coaching-Sitzung erinnerte sie sich wieder an den Sinn des Eingangssatzes und formulierte ihn für sich um:

„Wenn Du Dich selbst nicht liebst, kannst Du auch niemand anderen lieben."

Und genauso ist es. Liebe entsteht in einem selbst. Gerne projizieren Menschen ihre Gefühlswelt auf andere oder machen sie dafür verantwortlich, geliebt zu werden. Doch das funktioniert so nicht. Für unser Gefühle sind wir selbst verantwortlich - sonst niemand. Wenn man also gute Beziehungen führen will, muss man an sich selbst arbeiten. Die Liebe zu sich selbst entscheidet darüber, wie sehr man andere Menschen lieben kann. Nur so kann man enge Bindungen aufbauen.

Fragen:

Welche zwischenmenschlichen Beziehungen habe ich aktuell, die besser laufen könnten?

Was kann ich konkret tun, um diese Beziehungen harmonischer zu gestalten?

2.2. Eigene Bindungsstile & Beziehungsmuster analysieren

Bereits in den 1950er Jahren hat der englische Psychiater John Bowlby eine sehr spannende Bindungstheorie entwickelt. Er ging davon aus, dass der Aufbau einer engen Bindung zu anderen Menschen zur genetischen Veranlagung gehörte. Dabei fand er heraus, dass es unterschiedliche Bindungstypen gibt. Das bedeutet, dass Menschen grundsätzlich die Beziehung zu anderen suchen, allerdings auf unterschiedliche Weise. Die Gründe dafür liegen seiner Ansicht nach in der frühkindlichen Entwicklung. Um harmonische Beziehungen zu führen, ist es aus meiner Sicht wichtig herauszufinden, welcher Typ man selbst ist und zu welchen Typen die Menschen aus dem Umfeld gehören. Nur so ist es möglich, seine eigenen Bedürfnisse und die der anderen zu befriedigen.

Es gibt vier verschiedene Bindungstypen:

- Unsicher-vermeidende Bindung
- Sichere Bindung
- Unsicher-ambivalente Bindung
- Desorganisierte Bindung

Unsicher-vermeidende Bindung

Wenn Kinder in einem Elternhaus heranwachsen, in dem sie überwiegend Kritik und Ablehnung erfahren, anstatt Liebe zu bekommen, entwickeln sie irgendwann eine unbewusste Strategie. Sie lernen nämlich daraus, dass sie anderen nicht vertrauen können und bitten sie somit nicht mehr um Hilfe oder ein Gespräch, wenn sie gestresst, traurig oder ängstlich sind. Diese Kinder glauben irgendwann, dass man ihnen weiteren Schmerz und Enttäuschungen zufügen wird, ganz gleich wie sie sich verhalten. Sie machen dann lieber alles mit sich selbst aus.

Im Erwachsenenalter scheinen diese Menschen oft sehr unabhängig und lassen Menschen nicht so nah an sich heran. Sie haben Angst vor Enttäuschungen und empfinden Nähe als unangenehm. Unsicher-vermeidende Typen haben oft ein inneres Bedürfnis nach Nähe und Liebe. Aufgrund ihrer Erlebnisse können sie sich dafür jedoch nicht öffnen.

Sichere Bindung

Erleben Kinder in ihrem Elternhaus viel Wärme, Liebe und Sicherheit, können sie schwierigere Situationen einfacher aushalten. Das liegt daran, dass das Gefühl der Sicherheit ihnen Kraft gibt und sie stärkt. Sie wissen, dass sie nichts zu befürchten haben und können so mutiger ihre Erfahrungen machen.

Erwachsen geworden fühlen sie sich meistens sehr sicher in ihrem sozialen Umfeld. Sie haben nicht die Angst jemanden zu verlieren und zweifeln nicht an sich selbst. Selbst wenn es in zwischenmenschlichen Belangen mal Schwierigkeiten gibt und sie Ablehnung erfahren, dann fallen sie nicht gleich ins Bodenlose. Sie können Stress sehr gut regulieren und daher problemlos neue Bindungen und Beziehungen eingehen.

Unsicher-ambivalente Bindung

Wachsen Kinder in einem Haushalt auf, in dem das Verhalten der Bezugspersonen keinem konstanten Muster folgt, können Zweifel und Unsicherheit in Beziehungen zu anderen und sich selbst stark verankert werden. Wenn Eltern mal sehr liebevoll und fürsorglich sind und auf der anderen Seite dominant und ignorant, dann muss das nicht gleich bedeuten, dass die Kinder eine unsicher-ambivalente Bindung aufbauen. Entscheidend ist, ob ein klares Verhaltensmuster erkennbar ist oder nicht. Ist es das nicht, hat das Kind anstatt Sicherheit eher ein Gefühl von Unberechenbarkeit. Und dieses führt dann dazu, dass sie auch im Erwachsenenalter vor großen Herausforderungen stehen. Oft entsteht die Angst, andere Menschen zu verlieren oder nicht gut genug zu sein. Dadurch stressen sie sich selbst und müssen sich laufend bei ihrem Umfeld versichern, dass sie noch gemocht und geliebt werden.

Desorganisierte Bindung

Wie bei sämtlichen Persönlichkeitsmodellen und Typen gibt es auch Mischformen. Bei der desorganisierten Bindung handelt es sich um genau eine solche. Wenn sich die unsicher-vermeidende und die unsicher-ambivalente Bindung vermischen, liegen oft schwerwiegende kindliche Erfahrungen zugrunde. Wenn ein Kind viele körperliche oder seelische Verletzungen im Zusammenhang mit den Bezugspersonen erlebt, jedoch keinen Ausweg aus der Situation sieht, lernt es in toxischen Beziehungen zu leben. Im Erwachsenenalter entsteht dann die Problematik, dass sie kaum bis gar keine gesunden Beziehungen führen können. Sie sind meist desorganisiert, ängstlich und haben keine Konstante in ihrem eigenen Verhalten.

Wenn Sie sich in einem dieser Bindungstypen wiedererkennen und feststellen, dass Sie in manchen Situationen Probleme beim Kontakt mit anderen Menschen haben, können Sie daran arbeiten. Nur weil Sie in Ihrer Kindheit möglicherweise negative Erfahrungen gemacht haben und dadurch geprägt wurden, bedeutet das nicht, dass es so bleiben muss. Ganz gleich an welchem Ausgangspunkt wir uns befinden, wir haben immer die Wahl uns zu ändern. Der erste Schritt ist stets das sich Bewusstwerden darüber. Denn darauf kann man mit gezielten Methoden oder Therapien aufbauen. Sollten Sie den Verdacht haben, dass Sie ein desorganisierter Bindungstyp sind, dann empfehle ich Ihnen, sich professionellen Rat zu holen. Je nachdem was Sie erlebt haben, sollten Sie sich von einem Profi bei der Aufarbeitung begleiten lassen. Optional finden Sie im fünften Teil dieses Buches Hilfestellungen, um das innere Kind zu heilen. Mit dieser Methode können Sie sich Ihrer Vergangenheit stellen, sie aufräumen und Frieden schließen. Dadurch ist es Ihnen möglich, auch Ihr Bindungsmuster so zu verändern, dass Sie mehr Vertrauen und Sicherheit im Leben empfinden.

Neben den vier Bindungstypen gibt es auch noch fünf Beziehungsmuster. Professor John Gottman hat herausgefunden, dass die Stabilität einer Paa-Beziehung sehr eng damit zusammenhängt, wie unterschiedlich die Paare ihren Alltag wahrnehmen. Er geht davon aus, dass eine Beziehung stabil ist, wenn mindestens fünf Mal mehr liebevolle Verhaltensmuster vorhanden sind als negative. Dann sei es möglich, eine wertschätzende Grundstimmung zueinander aufzubauen, zu halten und weiterzuentwickeln. Dies ist erforderlich, um auch mal einen Streit nicht überzubewerten. Gottman nannte es die 5:1 Regel. Das bedeutet, wenn der Partner vergessen hat, einen wichtigen Brief einzuwerfen, aber ein schönes Abendessen zaubert, Komplimente macht, zärtlich ist, bei der Hausarbeit unterstützt und liebevoll zu den Kindern ist, sind keine größeren Folgen zu erwarten. Die Beziehung ist stabil.

Nach Gottmann gibt es drei stabile und zwei instabile Beziehungsmuster:

- Lebhaft-impulsive Beziehung
- Konstruktive Beziehung

- Konfliktvermeidende Beziehung
- Feindselig engagierte Beziehung
- Feinselig distanzierte Beziehung

Lebhaft-impulsive Beziehung

In diesem Beziehungsmuster sind positive und negative Verhaltensweisen gleichermaßen impulsiv. Man ist sehr verliebt, aber Streitigkeiten stehen trotzdem regelmäßig auf der Tagesordnung. Dennoch gilt die lebhaft-impulsive Beziehung als sehr stabil, wenn die 5:1 – Regel eingehalten werden kann.

Konstruktive Beziehung

Wer wünscht sich nicht eine Beziehung, in der man konstruktiv und sachlich miteinander reden kann? Bei diesem Beziehungsmuster geschieht genau das. Paare sind sehr kompromissbereit und kommen überwiegend auf einen Nenner. Das bedeutet, dass positives und negatives Verhalten hier mittelmäßig ausgeprägt sind. Gefährlich ist es jedoch, wenn durch die zu große Kompromissbereitschaft eine gewisse Langeweile aufkommt. Dadurch kann die gegenseitige Anziehungskraft verloren gehen und man verhält sich eher wie gute Freunde.

Konfliktvermeidende Beziehungen

Bei diesem Beziehungsmuster geht man einem Streit gezielt aus dem Weg. Paare, die so agieren, haben nicht gelernt mit Problemen umzugehen und sprechen sie daher erst gar nicht an. Es kann aber auch sein, dass ein Partner dem anderen die Meinung nicht sagt, weil er weiß, dass es dann zu einem großen Streit kommen würde. Aus Angst davor hält er sich lieber zurück. Konflikte können sich so oft über Jahre anstauen und die Beziehung irgendwann so stark belasten, dass es sogar zu körperlicher Gewalt kommen kann. Beide Partner sehen sich dann als Opfer und entwickeln sogar gegenseitige Hassgefühle. Mit der 5:1 – Regel würden diese Partnerschaften deutlich besser laufen, als jahrelang etwas anzustauen.

Feindselig engagierte Beziehungen

Konstruktives Verhalten ist hier selten zu finden. Selbst bei leichter Kritik oder einfachen Meinungsverschiedenheiten sind die Argumente oft unfair und sehr verletzend. Dieses Beziehungsmuster gilt als instabil, da die Feindseligkeit im Vordergrund steht.

Feindselig-distanzierte Beziehung

Wenn Beziehungen diesen Status erreicht haben, ziehen sich die Partner voneinander zurück. Sie empfinden keine positiven Gefühle mehr füreinander. An dieser Stelle braucht es entweder eine starke Wende oder die Beziehung ist am Ende. Auch wenn sich dieser Satz sehr schön reimt, ist diese Situation ziemlich traurig. Aufgrund der feindseligen Gefühle zueinander entsteht eine irreparable Distanz.

Sie haben nun die vier Bindungstypen und die fünf Beziehungsmuster kennengelernt. Sollten Sie sich an der einen oder anderen Stelle wiedererkannt haben und etwas verändern wollen, dann können Sie das tun. Idealerweise entwickeln Sie sich immer mehr zu einem sicheren Bindungstypen, sofern Sie das noch nicht sind. Es wird Ihnen helfen, Stabilität und Sicherheit in Ihr Leben zu bringen. Auch mit der Liebe zu Ihnen selbst wird es deutlich einfacher, da Sie nicht ständig mit der Angst leben müssen, verlassen oder enttäuscht zu werden. In zwischenmenschlichen Beziehungen, wie auch in der Beziehung zu sich selbst, können Sie sich die 5:1 – Regel zu Herzen nehmen. Seien Sie fünfmal liebevoller als kritisch mit sich selbst und anderen. Das wird Ihnen helfen, ein stabileres Grundgefühl zu erhalten.

Fragen:
Zu welchem Bindungstyp zähle ich mich?
Was müsste ich verändern oder auflösen, um mehr Sicherheit in mein Bindungsgefühl zu bringen?
Zu welchem Beziehungsmuster zähle ich meine aktuelle Partnerschaft?
Was müsste ich verändern oder auflösen, um mehr Stabilität in meine Beziehung zu bringen?

2.3 So führen Sie positive Beziehungen

Eine gute und positive Beziehung zu führen, ist oft leichter gesagt als getan. Viele Menschen wissen nicht, dass sie für ein gemeinsames „Wir“ etwas tun müssen. Wer jedoch bereit ist, in seine Beziehung zu investieren, diese aufrecht zu erhalten oder sogar zu verbessern, den werden die folgenden Inhalte und Tipps sicherlich brennend interessieren.

Ich persönlich betrachte in einer Beziehung immer fünf wesentliche Grundpfeiler. Sie entscheiden über Glück und Unglück, aber auch über Positivität und Negativität.

- Kommunikation
- Respekt
- Offenheit
- Unterstützung
- Loyalität

Der erste Grundpfeiler – Die Kommunikation im Mittelpunkt der Beziehung

In einer Beziehung ist die Kommunikation eine wichtige Säule. Denn Paare sind ständig im Austausch miteinander. Ob es darum geht, dem anderen Komplimente zu machen, über die Einkaufsliste oder die Kinder zu sprechen - man ist dauerhaft in Interaktion. Daher ist es auch so wichtig darauf zu achten, wie man miteinander spricht und welche sonstigen Signale man aussendet. In meiner Schulzeit habe ich von einem Kommunikationsmodell erfahren, das sich „Sender- und Empfänger-Modell" nennt. Dieses besagt, dass es immer einen gibt, der eine Botschaft aussendet, und einen anderen, der die Botschaft empfängt. Interessant dabei ist, dass es auf dem Weg von a nach b zu vielerlei Missverständnissen kommen kann. Mal angenommen der Mann sagt zur Frau: „Als ich nach Hause gekommen bin, stand die Haustür offen. Achte bitte darauf, dass du sie immer abschließt." Die Frau könnte das Gesagte in diesem Moment auf verschiedene Weisen interpretieren und unterschiedlich antworten:

1. „Sorry und danke für den Hinweis."
2. „Vergisst du etwa nie etwas?"
3. „Wer sagt, dass ich das war? Denkst du, ich lasse die Tür offen?"
4. „Ich hatte dir bereits gesagt, dass die Tür kaputt ist. Hast du sie immer noch nicht repariert?"
5. „Ja, ich werde demnächst besser aufpassen."
6. „Ich war so in Eile. Da muss ich das wohl vergessen haben."

Wie Sie sehen, gibt es viele verschieden Möglichkeiten, wie der Empfänger etwas aufnehmen und darauf antworten kann. Wer ist aber nun dafür verantwortlich, dass eine Kommunikation gut funktioniert? Hierüber kann man sich streiten. Ich bin der Meinung, wenn zwei Menschen miteinander kommunizieren, dann sind auch beide verantwortlich. Der Sender sollte optimal auf den Empfänger eingehen können, sodass die Botschaft nicht missverständlich wird. Und der Empfänger sollte bei Unklarheiten genauer nachfragen, wie etwas gemeint war.

Gerade in einer Beziehung ist es unheimlich wichtig, dass man kommunikativ aufeinander eingeht, um Missverständnisse zu vermeiden.

Der zweite Grundpfeiler – Ein respektvoller Umgang

Solange man einer Meinung ist, gibt es in der Regel keine Schwierigkeiten. Was aber passiert, wenn die Sichtweisen mal auseinandergehen? In einer gut funktionierenden Beziehung muss man nicht immer auf einen Nenner kommen. Wichtig ist jedoch, dass man die Meinung des anderen wertschätzt und respektiert. Auch die Frage, was Respekt füreinander eigentlich bedeutet, ist entscheidend. Manch einer hat gerne Geheimnisse und möchte, dass dies respektiert wird. Ein anderer empfindet Geheimnisse in einer Beziehung als respektlos. Wer hat nun recht?

Wenn Sie respektvoll mit Ihrem Partner umgehen möchten, dann müssen Sie zunächst genau wissen, wann dieser sich respektiert fühlt. Umgekehrt verhält es sich genauso. Ihr Partner sollte wissen, was Sie unter Respekt verstehen.

Für mich gehört beispielsweise dazu, dass man seinem Partner keine Vorwürfe macht. Das vergiftet die Stimmung. Machen Sie sich bewusst, dass hinter einem Vorwurf immer ein Bedürfnis steckt. Sprechen Sie dieses an. Sagen Sie nicht: „Ständig hängst Du im Büro am Computer". Formulieren Sie Ihr Bedürfnis: „Ich wünsche mir, dass wir mal wieder mehr Zeit für uns haben."

Ebenso sollten Sie es vermeiden, Ihren Partner vor anderen klein oder lächerlich zu machen. Dadurch kann das Vertrauen verloren gehen. Wenn Sie etwas Kritisches zu besprechen haben, machen Sie das unter vier Augen.

Der dritte Grundpfeiler – Offen sein füreinander

Damit eine Beziehung dauerhaft gut funktionieren kann, sind neue Erfahrungen und Impulse von außen notwendig. Schließlich bedeutet Partnerschaft auch ein gemeinsames Wachstum. Wie sieht das bei Ihnen aus? Sind Sie offen für Neues? Die meisten haben das klassische Beziehungsbild vor Augen. Sie lernen sich kennen, verlieben sich, ziehen zusammen, bauen ein Haus, heiraten und bekommen Kinder. Bis zu diesem Zeitpunkt ist es meistens aufregend. Doch was passiert danach? Haben Sie schon mal darüber nachgedacht, es ganz anders zu machen? Muss es ein Haus sein oder könnten Sie sich auch eine Weltreise im Wohnmobil vorstellen? Muss es der normale Angestelltenjob sein oder würde auch eine freiberufliche Tätigkeit infrage kommen, die ortsunabhängig ist? Beziehungen, die offener und abenteuerlustiger sind, können länger halten. Kehrt irgendwann der Alltagstrott ein, kann es nach einer gewissen Zeit langweilig werden und man sehnt sich nach Abwechslung. Darüber sollten Sie offen sprechen können und Ihre Fantasien gemeinsam ausleben, um langfristig eine glückliche Partnerschaft zu führen.

In einer Beziehung ist es wichtig, gemeinsame Ziele zu haben. Ob es darum geht einem Hobby nachzugehen, eine Weltreise zu planen, gemeinsam auszuwandern, eine Firma aufzubauen oder andere schöne Momente miteinander zu verbringen, spielt dabei weniger einer Rolle. Entscheidend ist, dass Sie durch gemeinsame Wünsche, Träume und Ziele die Bindung stärken.

Der vierte Grundpfeiler - Sich gegenseitig unterstützen

In einer gesunden Beziehung sollten sich beide Parteien selbst verwirklichen können und dürfen. Sicherlich gibt es gemeinsame Wünsche, Träume und Ziele. Es gibt aber auch die eigenen. Diese sollten Sie dem Partner anvertrauen und sich gegenseitig dabei unterstützen, sie zu realisieren. Auf diese Weise hat Ihre Beziehung großes Potential. Vielleicht möchte einer eine Gesangskarriere machen oder mal für drei Monate ins Ausland gehen. Was es auch ist, Beziehung bedeutet nicht, aneinander zu zerren und zu ziehen, sondern sich gegenseitig wachsen zu lassen. Häufig erlebe ich Menschen, die im mittleren Alter dem Partner den Vorwurf machen, dass sie ihre Träume nicht verwirklichen konnten. Es gab ja das Haus, den Job, die Kinder und sonstige Verpflichtungen. Oft haben diese Menschen aber nie wirklich mit ihrem Partner über ihre Wünsche gesprochen. Vielleicht hätte es ja doch einen Weg dafür gegeben, zumindest ein paar davon zu realisieren.

Der fünfte Grundfeiler - Loyal füreinander einstehen

Für viele Menschen hat Ehrlichkeit einen sehr hohen Stellenwert in ihrem Leben. Ganz sachlich betrachtet ist das sicherlich in vielen Belangen eine wunderbare Einstellung, oder nicht?

Stellen Sie sich beispielsweise vor, Ihr Partner wird von einer Gruppe Krimineller gesucht. Sie wollen ihn bestrafen, obwohl er unschuldig ist. Daher hat sich Ihr Partner dazu entschlossen, sich eine Zeit lang in der gemeinsamen Wohnung zu verstecken. Auf einmal klingelt es an der Tür. Sie öffnen und sehen 7 maskierte Menschen, die nach ihrem Partner fragen. Wie würden Sie in dieser Situation reagieren? Sagen Sie ihnen die Wahrheit und plaudern das Versteck aus? Oder erzählen Sie ihnen etwas anderes?

Genau hier sind wir an dem Punkt, an dem Sie sich zwischen der Wahrheit und der Loyalität entscheiden müssen. Loyal zu sein bedeutet, sich für höhere partnerschaftliche Ziele einzusetzen, selbst wenn dafür kleinere Notlügen notwendig sind. Es ist einem in diesem Moment wichtiger den Partner zu schützen, als sich der Wahrheit zu verpflichten. Loyalität gehört zu dem Nährboden einer guten Beziehung. Wenn man weiß, dass man sich in guten wie in schlechten Tagen aufeinander verlassen kann, stärkt das eine Beziehung ungemein.

Die fünf Grundpfeiler Kommunikation, Respekt, Offenheit, Unterstützung und Loyalität sind somit die Basis einer gesunden und stabilen Beziehung. Hinterfragen Sie sich selbst, an welchen Stellen Sie noch Optimierungspotential haben, indem Sie die folgenden Fragen beantworten.

Fragen:

Wie kann ich die Kommunikation in meiner Beziehung verbessern?
Wie kann ich mehr Respekt in meine Beziehung bringen?
Wie kann ich offener in meiner Beziehung werden?
Wie kann ich mehr Unterstützung in meine Beziehung einbringen?
Wie kann ich meiner Beziehung gegenüber noch loyaler werden?

3. Den eigenen Körper schätzen und lieben

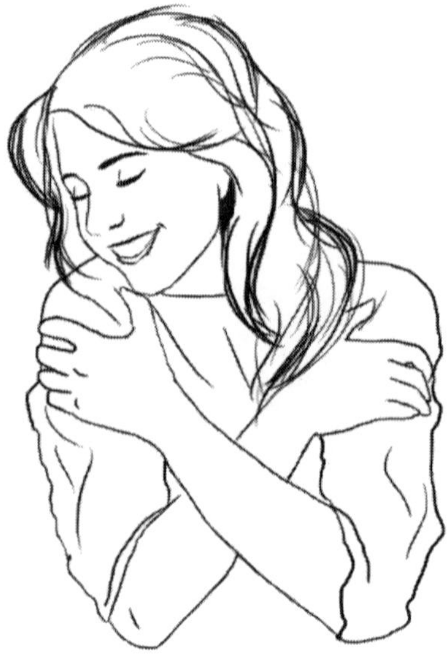

Die meisten Menschen sind unglücklich und unzufrieden mit ihrem Körper. Vielleicht haben sie ein paar Fettpölsterchen zu viel oder stören sich an ihren Fältchen oder fahlen Hautpartien. Wenn Sie ebenfalls etwas an Ihrem Körper nicht mögen, sind Sie somit in guter Gesellschaft. Könnte man zumindest meinen.

Zur eigenen täglichen Pflege gehört es nicht nur, duschen zu gehen, sich die Zähne zu putzen und die Haare schön zu machen. Genauso wichtig ist es, wie Sie über sich und Ihren Körper denken. Sind Sie sich selbst gegenüber negativ gestimmt, wirkt sich das auch auf Ihre Lebensqualität aus. Haben Sie hingegen, trotz der Pölsterchen oder Fältchen, ein gutes Gefühl zu sich selbst, steigern Sie auch Ihr gesamtes Glücksgefühl. Einfach umzudenken funktioniert bei den meisten jedoch nicht so gut. Vor allem, wenn man bereits eine lange Zeit sehr kritisch mit sich war. Sich selbst und seinen Körper zu lieben ist tägliche Arbeit über eine lange Distanz. Wir müssen immer wieder kleine Impulse setzen und uns daran gewöhnen, wie gern wir uns haben. Mit den folgenden Tipps kann Ihnen genau das gelingen.

3.1 Machen Sie sich selbst regelmäßig Komplimente für Ihren Körper

Auch wenn das für Sie seltsam klingen mag, hat es eine fantastische Wirkung. Sprechen Sie sich selbst Komplimente aus, schreiben sich einen Liebesbrief, bringen liebevolle Klebenotizen am Badezimmerspiegel an oder malen sich mit Lippenstift ein Herz auf die Küchenfliesen. Stellen Sie sich Erinnerungen in Ihrem Smartphone ein oder schreiben sich selbst eine gefühlvolle E-Mail. Zu Beginn wird sich das sicherlich albern anfühlen. Das liegt aber nicht daran, dass es Blödsinn ist, sondern man ist es einfach nicht gewohnt.

Stellen Sie sich mal vor, Sie wären in einem Elternhaus oder einer Gesellschaft groß geworden, in der alle achtsam mit sich umgehen würden. Dann würden Sie es automatisch auch machen, weil es sonst verrückt wäre. Aber nur weil viele Menschen sich selbst nicht lieben, bedeutet das nicht, dass Sie ihnen das nachmachen müssen. Sie sind ein eigenständiges Wesen und können selbst Entscheidungen treffen. Das bedeutet aber auch, dass Sie, wenn Sie sich mehr Selbstliebe wünschen, auch die Dinge tun, die dafür erforderlich sind. Fühlt sich manches also albern und seltsam an, dann machen Sie sich bewusst, dass sich das mit der Zeit verändern wird. Irgendwann wird daraus eine Gewohnheit.

3.2 Richten Sie Ihren Fokus nicht auf Schönheit, sondern auf Gesundheit

Was schön ist und was nicht, bestimmt in der Regel jeder selbst. Oder etwa nicht? In Wirklichkeit ist es so, dass wir zum größten Teil imitieren, was uns vorgelebt wird. Dabei spielen die Medien eine große Rolle. Früher waren es nur die Werbeplakate und die Schauspieler in den Filmen und Serien. Heute - in Zeiten von Social Media - ist dieses Thema deutlich umfassender geworden. Viele arbeiten mit Fotofiltern und Bildbearbeitungsprogrammen, um sich so erscheinen zu lassen, wie sie es gerne hätten. Oftmals passt dies jedoch nicht zu dem Bild, welches man im Spiegel sieht. Das Fatale daran ist, dass wir unser Unterbewusstsein nicht belügen können. Nach außen hin stellt man durch solche Bildkampagnen etwas dar. Im Inneren weiß man jedoch ganz genau, was wahr ist und was nicht. Und genau das sorgt für Konflikte. Junge Menschen, die ihre ersten Berührungspunkte mit den sozialen Netzwerken machen, bekommen ein vollkommen falsches Bild von Schönheit. Das führt dazu, dass sie immer früher anfangen an sich zu zweifeln, ihre vermeintlichen Makel kritisieren und nach dem perfekten Äußeren streben. Mit Selbstliebe hat das jedoch nichts mehr zu tun. Daher ist mein Ansatz, sich nicht zu sehr auf die Optik zu fokussieren, sondern auf eine stabile Vitalität und eine gute Gesundheit. Denken Sie weniger über Fältchen, Pölsterchen oder die Waage nach. Achten Sie auf eine gesunde Ernährung, viel Bewegung und ein gutes Körpergefühl. Ihr Körper hat Sie bisher das ganze Leben lang begleitet. Er hat Sie Treppen hochgetragen, war mit Ihnen im Urlaub, ist jeden Morgen mit Ihnen aufgestanden und hat Sie ins Bett gebracht. Er hat mit Ihnen gelacht und geweint. Seien Sie dankbar dafür. Pflegen Sie ihn und zeigen ihm in Zukunft den nötigen Respekt und die Wertschätzung, die er verdient. Ein falsches Idealbild entfernt Sie nur weiter von der Liebe zu sich selbst.

3.3 Umgeben Sie sich mit positiven Einflüssen

Jim Rohn ist ein US-Amerikanischer Unternehmer und Motivationstrainer. Er hat einmal gesagt, dass wir die Summe aus den fünf Menschen sind, mit denen wir uns die meiste Zeit umgeben. Ob das wissenschaftlich korrekt ist, kann ich nicht bestätigen. Dennoch steckt sehr viel Wahrheit in seiner Aussage. Wir passen uns sehr schnell unserer Umgebung an. Ist diese liebevoll, können auch wir liebevoller sein. Umgeben Sie sich daher mit Menschen, die genauso sind und sich auch so lieben, wie Sie es gerne möchten. Das wird Ihnen zusätzlich dabei helfen, deutlich schneller an Ihr Ziel zu kommen.

Es sind aber nicht nur die persönlichen Kontakte, die einen Einfluss auf uns haben. Auch die unpersönlichen aus den sozialen Netzwerken können eine Rolle spielen. Gehen Sie in Gruppen oder besuchen Sie Fanseiten, auf denen Sie gleichgesinnte Menschen finden, mit ähnlichen Wünschen, Träumen und Zielen. Von deren Posts und Kommentaren können Sie sich inspirieren lassen.

3.4 Fokussieren Sie sich auf das, was Sie an sich mögen und lieben

Energie folgt immer der Aufmerksamkeit. Konzentrieren Sie sich auf die Fältchen und Pölsterchen, dann entdecken Sie bestimmt noch mehr davon. Bringen Sie Ihren Fokus hingegen auf die Merkmale, die Ihnen gefallen, die Sie mögen und lieben, werden Sie schnell merken, wie sich ein positives Körpergefühl einstellt. Machen Sie doch einfach mal eine Liste: Schreiben Sie alle Punkte auf, die Sie an Ihrem Körper mögen und auch warum. Ich bin mir sicher, dass Ihnen sehr viel einfallen wird. Konzentrieren Sie sich dann auf die Dankbarkeit gegenüber diesen Körperstellen. Wenn ich heute so eine Liste schreiben würde, dann wären es mehrere Seiten. Seien Sie dankbar für sämtliche Organe, die gut funktionieren.

Für die Hautstellen, die besonders zart und weich sind. Für die Zähne, die besonders schön gewachsen sind. Für die Funktion Ihrer Arme und Beine. Es gibt so viel, was man im Alltag wenig zu schätzen weiß. Vielleicht erarbeiten Sie sich sogar eine kleine Körpermeditation daraus.

3.5 Vergleichen Sie sich nicht mit anderen

Jeder Mensch auf diesem Planeten ist einzigartig. Keiner sieht aus wie ein anderer, auch wenn es Ähnlichkeiten gibt. Jeder ist individuell. Daher ist der Vergleich mit anderen auch völlig sinnlos. Stellen Sie sich mal vor, alle Menschen wären völlig identisch. Wäre das nicht super langweilig? Natürlich ist mir bewusst, dass wir in einer Gesellschaft leben, in der versucht wird, Gemeinsamkeiten zu schaffen. Es gibt einheitliche Regeln und Pflichten. Das ist erforderlich, damit das System, in dem wir leben, funktionieren kann. Dennoch ist es möglich, seine Individualität zu zeigen. Dafür müssen Sie sich nicht mit anderen vergleichen oder messen. Ein Vergleich passiert oft dann, wenn man mit sich selbst gerade nicht zufrieden ist. Man versucht daher, entweder besser oder nicht schlechter zu sein als andere. Das ist ein ausgelebtes Minderwertigkeitsgefühl. Der Mensch hat Angst davor, nicht geliebt oder gemocht zu werden. Das liegt daran, dass er nicht gelernt hat, sich die notwendige Liebe selbst zu geben. Machen Sie nicht den gleichen Fehler wie Milliarden andere Menschen. Seinen Sie einzigartig und leben Sie Ihre Individualität aus.

3.6 Die negative innere Stimme drosseln

Vielleicht kennen Sie auch diese Gedanken, die sich oftmals nur sehr schwer abschalten lassen: Bewertungen über den eigenen oder den Körper der anderen. Im Freibad gehen Frauen mit einer idealen Bikinifigur an Ihnen vorbei. Oder Männer mit breiten Schultern und einem Sixpack. Wie wohl fühlen Sie sich dabei und was für Bilder erscheinen in Ihrem Kopf? Was denken Sie, wenn Sie dabei an sich selbst hinunterschauen? Was auch immer es ist, schalten Sie diese Gedanken ab. Wenn

Ihnen der Anblick gefällt, genießen Sie es. Aber lassen Sie auf keinen Fall irgendwelche negativen Gedanken zu. Dadurch verstricken Sie sich nur in innere Konflikte, die weder Sinn noch einen Nutzen ergeben. Niemand hat es verdient, wegen seines Aussehens beleidigt zu werden oder sich schlecht fühlen zu müssen. Daher sollten Sie damit bei sich selbst anfangen. Fokussieren Sie sich in solchen Momenten lieber wieder auf die Stellen an Ihrem Körper, die Sie mögen und lieben.

3.7 Fokussieren Sie sich auf sich als gesamtes Wesen

Auch wenn viele Menschen sich selbst immer wieder auf ihren Körper reduzieren, sind sie doch viel mehr als das. Machen Sie sich bewusst, dass Sie nicht Ihr Körper, nicht Ihre Gedanken, nicht Ihre Handlungen und auch nicht Ihre Gefühle sind. Sie haben das alles zwar, sind es aber nicht. Erkennen Sie sich selbst mehr in Ihrer Vollständigkeit an und reduzieren sich niemals auf eine Sache. Oft erlebe ich Menschen, die sich selbst als dumm, blöd, hässlich oder inkompetent bezeichnen. Das liegt oft daran, dass sie sich zu sehr auf eine Sache versteifen, die sie nicht mögen. Würden sie sich als gesamtes Wesen mit allen Facetten betrachten, kämen auch die guten Seiten viel deutlicher zum Vorschein. Ich bin der festen Überzeugung, dass jeder Mensch irgendetwas besonders gut kann. Die Frage ist nur, ob man seine Stärken und Talente erkennen kann und will. Beethoven war einer der der begnadetsten Komponisten. Bereits im Alter von 28 Jahren war er schwerhörig, später sogar vollständig taub. Wilma Rudolph hatte Kinderlähmung. Sie konnte ihr linkes Bein nicht mehr bewegen. Dennoch gelang es ihr, durch viel Einsatz wieder richtig laufen zu lernen. 1960 gewann sie sogar bei den olympischen Spielen in mehreren Disziplinen. Es gibt so viele unglaubliche Geschichten von Menschen, die aus einem Schicksalsschlag oder aus widrigsten Umständen heraus Meisterleistungen vollbringen. Wenn ich so etwas lese oder höre, frage ich mich immer wieder: „Was hindert andere daran, nur ansatzweise so gut in einer Sache zu werden?“ Dabei komme ich immer wieder auf die gleiche Antwort: Sie fokussieren sich zu sehr darauf, was sie nicht sind, anstatt auf ihr gesamtes Wesen und was sie daraus machen könnten.

Stellen Sie sich mal vor, Sie wären auf einer einsamen Insel. Sie haben nur einen Hammer, ein paar Seile und ein Taschenmesser. Wenn Sie den Rest Ihres Lebens dort verbringen müssten, würden Sie tatsächlich jahrelang damit hadern, dass es dort keine Baufirma gibt, die Ihnen ein Haus errichten könnte? Sicherlich nicht. Sie würden wahrscheinlich das nehmen und verwenden, was Ihnen zur Verfügung steht, und loslegen. Genauso sollten Sie es mit den Skills, Talenten und Begabungen machen, die Sie besitzen. Wenn Sie kleiner sind als der Durchschnitt und unbedingt Basketball spielen wollen, sollten Sie Ihre Wendigkeit und Schnelligkeit trainieren, um Ihren Gegenspielern ebenbürtig zu sein. Das ist zwar ein wenig aufwendiger, aber was ist schon dabei? Haben Sie etwas Übergewicht, dann ist das auch nicht problematisch, solange Sie auf Ihre Gesundheit achten. Sie haben es in Ihrer Hand.

Fragen:

Wie kann ich mir mehr Komplimente machen?
Wie kann ich mich mehr auf meine Gesundheit anstatt auf meinen Körper fokussieren?
Was mag und liebe ich an meinem Körper?
Mit welchen Menschen vergleiche ich mich?
Wie kann ich mich mehr auf mein gesamtes Wesen fokussieren?

4. Emotionen & Gefühle als Schlüssel zur Selbstliebe

4.1 Gefühle annehmen

Wir haben das Glück, in einer Gesellschaft zu leben, in der es vergleichsweise viele Freiheiten gibt. Darauf können wir sehr stolz sein. Deutschland, Österreich und die Schweiz gehören zu den reichsten und wohlhabendsten Staaten weltweit. Das haben wir unseren innovativen Ideen und dem technologischen Fortschritt zu verdanken. Auf der logischen, analytischen und rationalen Seite sind wir sehr weit entwickelt. Auf der emotionalen Seite haben viele Menschen jedoch Nachholbedarf. Manchmal habe ich den Eindruck, dass Gefühle von vielen als eine Last angesehen werden. Doch in Wirklichkeit sind sie das nicht. Jedes Gefühl hat seine Berechtigung. Man hat uns nur nie beigebracht, das zu entdecken und anzuerkennen. Vielleicht kennen Sie auch noch solche Sprüche wie: „Ein Indianer kennt keinen Schmerz!" oder „Jungs weinen nicht!" Die Kriegsgeneration hat uns mitgegeben, hart zu arbeiten und Gefühle nicht unbedingt zuzulassen. Schließlich war das Überleben wichtig und nicht irgendwelche Befindlichkeiten. Doch ist das heute immer noch so? Wer wirklich will, kann alles haben und sich ein paradiesisches Leben schaffen. Heute stehen uns zwar keine Kriege oder politische Kämpfe im Weg, dafür aber oftmals die eigenen Gefühle. Sie sind aber nichts Schlechtes oder Böses, sondern einfach nur körperliche Signale, die wir wahrnehmen und annehmen sollten.

Wenn Sie beispielsweise traurig sind, dann gibt es keinen Grund, das zu unterdrücken. Weinen Sie und genießen Sie die emotionale Entladung. Nehmen Sie das Gefühl an, wie es ist. Vielleicht klingt das etwas außergewöhnlich. Doch wir Menschen sind nicht dafür gemacht, immer auf einer Ebene zu schwingen. Jeden Tag gibt es Situationen, die uns eine unglaubliche Freude bereiten oder auch Ärger und sogar Ängste auslösen können. Unterdrücken wir die Gefühle, dann werden sie in unseren Zellen gespeichert. Oftmals bis zu dem Zeitpunkt, an dem wir nicht mehr anders können, als uns zu entladen. Dann gibt es in der Regel einen riesigen Knall. Das muss aber nicht sein, wenn wir lernen, Gefühle so anzunehmen wie sie sind. Ohne uns dabei hineinzusteigern oder im Grübeln zu versinken. Einfach nur das Gefühl im Körper wahrnehmen und zulassen. Sobald Ihnen das gelingt, sind Sie frei davon, sich selbst zu unterdrücken. Nehmen Sie also Ihre Gefühle öfter so an, wie sie wirklich sind, anstatt sie laufend verändern zu wollen.

Fragen:

In welchen Situationen nehme ich meine Gefühle noch nicht an?
Was kann ich tun, um meine Gefühlswelt noch mehr anzunehmen?

4.2 Gefühle beeinflussen & Emotionen regulieren

Wenn Sie Ihre Gefühle annehmen und zulassen können, sind Sie bereits einen großen Schritt gegangen. Wichtig ist es aber auch, sie beeinflussen und regulieren zu vermögen. Unterdrücken ist keine gute Idee. Das wissen Sie bereits. Wenn Sie wütend sind, können Sie nicht einfach jemanden schlagen oder kratzen. Es ist auch nicht schön, jemanden anzuschreien. Das würde Ihnen nur noch mehr Ärger bringen. Sie können aber sehr wohl Ihre Gefühle so auszudrücken, dass niemand zu Schaden kommt. Nehmen Sie beispielsweise ein Kissen. Damit können Sie machen, was Sie wollen: boxen, anschreien, es in die Ecke werfen und vieles mehr. Das Kissen wird Sie nicht anzeigen, nicht verklagen und auch nicht die Polizei rufen. Lassen Sie alles raus, was Sie belastet. Damit schaffen Sie Platz in Ihren Zellen für mehr Ruhe und Gelassenheit. Oder gehen Sie auf einen Berg und schreien oder schließen sich zehn Minuten in eine schalldichte Kammer ein. Es ist wichtig, seine Gefühle auszudrücken, um sie zu transformieren. Tun wir das nicht, kommen sie irgendwann ungebeten von ganz alleine an die Oberfläche. Meist jedoch zu einem sehr ungünstigen Zeitpunkt.

Wenn Sie Ihre Gefühle ungestört ausdrücken wollen, achten Sie darauf, dass Sie nicht versuchen, diese zu kontrollieren. Das machen die meisten Menschen nämlich vollkommen automatisch, weil sie es so gewohnt sind. Kämpfen Sie nicht gegen Ihre Gefühlswelt an, lenken Sie sich nicht ab. Machen Sie eine Achtsamkeitsübung daraus. Beobachten Sie genau, wie Sie sich verhalten, was Sie denken, wie Ihre Emotionen hochkochen und sich wieder beruhigen.

Eine weitere Möglichkeit ist es, laufen zu gehen. Nehmen Sie sich beispielsweise morgens die Zeit für eine Joggingrunde. Solange, bis Sie wirklich schlapp sind und Ihr Körper einfach nur noch eine Pause haben möchte. Dann setzen Sie sich irgendwo hin und spüren in sich hinein. Sie können wahrnehmen, wie Ihr Herz pulsiert, wie der Schweiß über Ihr Gesicht läuft und wie sich Ihr Körper entspannt. Lassen Sie dabei alle Gedanken beiseite und konzentrieren sich nur auf Ihren Körper und Ihre Empfindungen. Vielleicht für 15 Minuten. Danach gehen Sie kalt duschen. Durch diesen Prozess lösen Sie ebenfalls angestaute Gefühle und Emotionen und sind im Alltag deutlich resistenter.

Fragen:

In welchen Situationen wünsche ich mir, meine Gefühle und Emotionen noch besser beeinflussen und regulieren zu können?

Was kann ich tun, um meine Gefühle und Emotionen zukünftig noch besser regulieren zu können?

5. Gedanken & Glaubenssätze als Schlüssel zur Selbstliebe

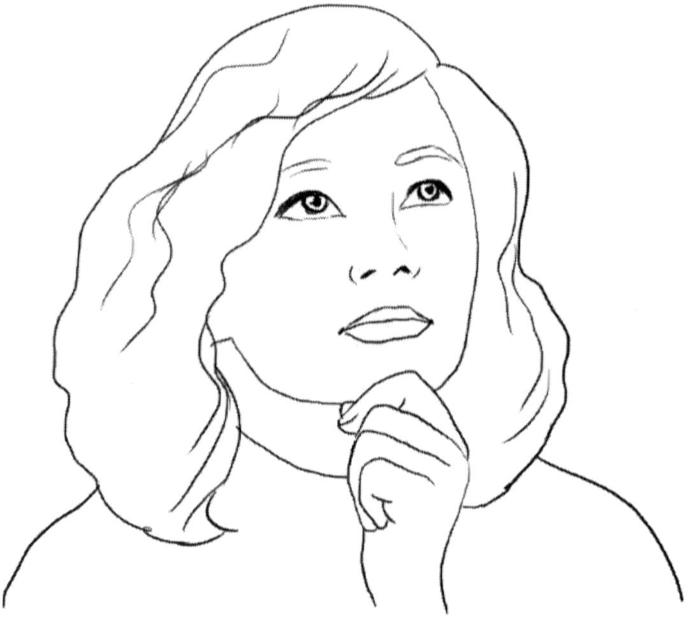

Oftmals stecken hinter störenden Gefühlen negative Gedanken und Glaubenssätze. Wir können präventiv vorgehen, um diese zu verändern. Dafür ist es wichtig, das Vorhandensein von negativen Gedanken bewusst zu erkennen, um diese dann auflösen zu können. Dabei müssen wir zwei Dinge unterscheiden: Zum einen gibt es ganz gewöhnliche und situationsbedingte negative Gedanken. Vielleicht hat man auf der Arbeit einen Fehler gemacht und grübelt nun darüber nach, welche Konsequenzen das haben könnte. Zum anderen gibt es aber auch tiefer sitzende, negative Gedanken. Das sind ungewollte Glaubenssätze. Vielleicht denken Sie, dass Sie etwas nicht können, dass jemand Sie nicht mag, dass es schwierig ist, sich selbst zu lieben oder dass reiche Menschen Betrüger sind. Glaubenssätze sind fest verankert und gehören zu unserer Persönlichkeit. Sie können uns beflügeln und motivieren, aber auch emotional runterziehen. Daher ist es wichtig, letztere aufzuspüren und zu verändern. In den folgenden zwei Abschnitten erfahren Sie, wie Sie negative Gedanken loswerden können, aber auch wie Sie störende Glaubenssätze auflösen.

Bleiben Sie gespannt.

5.1 Negative Gedanken loswerden

Vielleicht haben Sie selbst schon einmal erlebt, wie bedrückend negative Gedanken sein können. Man macht sich selbst Vorwürfe, grübelt, ist gestresst oder zweifelt an sich selbst. Langfristig kann das zu Ängsten, unsicherem Verhalten und Depressionen führen. Darunter leidet die Lebensqualität enorm. Daher sollten Sie sich in Momenten des Grübelns möglichst schnell die Kontrolle über Ihre Gedanken zurückholen. Im Folgenden möchte ich Ihnen meine besten Methoden an die Hand geben, damit Ihnen genau das gelingt.

1. Schreiben Sie Ihre Sorgen und Gedanken auf

Es hat schon fast eine magische Wirkung, wenn wir Gedanken zu Papier bringen. Vielleicht haben Sie sich auch schon mal über etwas oder jemanden geärgert, dann eine böse E-Mail verfasst und bemerkt, dass sich Ihre Gefühlswelt dadurch bereits verändert hat. Sobald wir das, was sich bei uns im Kopf abspielt, verlagern, erhalten wir wieder mehr Freiraum für Klarheit und Gelassenheit. Daher ist dieser Schreibprozess so hilfreich und kann bewusst zur Verarbeitung von Gefühlen genutzt werden. Auch ich habe schon öfters E-Mails oder Briefe geschrieben, die ich nie abgeschickt habe, um mich gedanklich wieder frei zu machen.

Nehmen Sie beispielsweise ein Blatt und schreiben Sie nieder, was Sie gerade denken. Listen Sie auf, wovor Sie Angst haben oder was Sie bedrückt. Dann überlegen Sie sich, wie es dazu kommen konnte, dass Sie so denken und führen alles an, was Ihnen dazu einfällt. Sie schreiben sich dadurch Ihre Gedanken von der Seele. Nehmen Sie sich dafür ausreichend Zeit und lesen Sie es vielleicht ein oder zwei Wochen später noch einmal durch. Dadurch schaffen Sie eine Distanz. In den meisten Fällen haben sich die Situationen bereits vollkommen verändert oder sind weniger bedrohlich geworden. Nutzen Sie in der Zwischenzeit die Gelegenheit, um sich mit neuen und förderlicheren Gedanken zu beschäftigen.

2. Meditieren Sie regelmäßig

Um sich die Zeit für eine Mediation zu nehmen, muss man keine spezielle Ausbildung haben oder Kurse besuchen. Sie machen es sich einfach bequem und fokussieren sich auf eine Sache. Dabei können Sie Ihre Aufmerksamkeit in die Richtung eines Erlebnisses lenken, oder auf ein Wort, auf den Körper, den Atem, ein Gefühl, ein Geräusch oder einen Bewegungsablauf. Lassen Sie einfach alles kommen und wieder gehen. Gedanken, Gefühle und Emotionen. Es geht nicht darum, etwas zu verändern, sondern in die Beobachterrolle zu schlüpfen und nur wahrzunehmen. Sie halten nichts fest, sondern lassen alles los.

Es gibt zahlreiche Bücher über verschiedene Meditationstechniken. Die meisten sind auch wirklich gut und hilfreich. Ich empfehle Ihnen jedoch, nicht zu viel herumzuexperimentieren, sondern es sich einfach zu machen. Nutzen Sie zum Beispiel die Selbstliebe-Meditation aus dem ersten Kapitel. Arbeiten Sie über mehrere Wochen damit und ziehen dann ein Fazit. Sobald Sie erfahrener sind und die ersten Verbesserungen spüren, können Sie sich selbstverständlich auch andere Methoden ansehen und ausprobieren. Ich will Ihnen damit nur sagen, dass es nicht nötig ist, hier zu viel Aufwand zu treiben. Ich kenne viele Menschen, die von Seminar zu Seminar fahren, keinen Retreat auslassen und sogar in ferne Länder reisen, um besser, schneller und effektiver meditieren zu können. Dabei braucht es gar nicht so viel. Wenn Sie es wirklich wollen, können Sie immer und überall eine Meditation durchführen.

3. Bringen Sie mehr Achtsamkeit in Ihr Leben

Achtsamkeit bedeutet, seinen Fokus auf den gegenwärtigen Moment zu legen. Das führt dazu, dass man sich weniger mit der Vergangenheit oder der Zukunft beschäftigt. Man befindet sich im „Hier und Jetzt". Diese Gegenwärtigkeit oder auch Präsenz führt dazu, dass es keinen Raum für Grübeleien oder negative Gedankenmuster gibt.

Wenn Sie beispielweise spazieren gehen und dabei an die Arbeit, unbezahlte Rechnungen oder den letzten Streit mit den Schwiegereltern denken, ist das wenig achtsam. Legen Sie den Fokus jedoch auf Ihre Wahrnehmungskanäle und spüren den gegenwärtigen Moment, steigen Sie in die Achtsamkeit ein.

Sie könnten barfuß über eine Wiese gehen und die Beschaffenheit des Bodens unter Ihren Sohlen bewusst wahrnehmen und fühlen. Oder Sie lauschen den Naturgeräuschen im Wald. Eine andere, spielerische Methode wäre es, am Morgen Ihre Lieblingsfarbe für den Tag auszuwählen und sich bis zum Abend darauf zu fokussieren, was Ihnen tagsüber in dieser Farbe alles begegnet.

Auch wenn diese Vorschläge vielleicht etwas einfach klingen mögen, so sorgen Sie mit mehr Achtsamkeit dafür, dass weniger Raum für negative Gedanken vorhanden ist. Machen Sie gerne den Selbsttest und probieren es aus.

4. Betätigen Sie sich körperlich

Um glücklicher zu werden und negative Gedanken abzulegen, ist es erforderlich, im Körper die beiden Neurotransmitter Serotonin und Dopamin auszuschütten. Wenn es daran mangelt, können sogar schwere körperliche und psychische Schäden auftreten. Damit das nicht passiert, ist körperliche Betätigung wichtig. Machen Sie Sport, gehen Sie viel spazieren oder wandern. Während und nach der Bewegung werden Botenstoffe ausgeschüttet. Diese reduzieren den Stress und können Ihre Gedanken beruhigen und in eine andere Richtung lenken. Denken Sie also darüber nach, wie Sie noch mehr Bewegung in Ihren Alltag einbauen können und welche Sportarten Ihnen Spaß machen würden.

5.2 Negative Glaubenssätze auflösen

Wenn Millionen von Menschen eine Lüge glauben, dann ist das, was sie glauben, für sie normal. Dennoch ist es eine Lüge und nicht die Wahrheit. Die meisten halten sich lieber an einer Unwahrheit fest, als vollständig unwissend zu sein. Glaubenssätze und Überzeugungen geben uns nämlich Halt und die nötige Sicherheit, um nicht enttäuscht zu werden. Zumindest fühlt es sich erstmal so an. Glaubenssätze können sehr wertvoll und motivierend, aber auch extrem belastend sein. Wenn Sie daran glauben, dass Sie eine Herausforderung überwinden werden, haben Sie deutlich bessere Voraussetzungen, als wenn Sie an sich zweifeln. Doch manchmal ist es gar nicht so einfach herauszufinden, welche Überzeugungen wir tatsächlich haben und welche davon förderlich oder störend wirken. Dafür müssen wir zunächst einmal verstehen, was Glaubenssätze tatsächlich sind.

Es handelt sich um Gewohnheiten und Lebensregeln, die wir für wahr halten. Manchmal sind es jedoch Gedanken, die wir einfach unreflektiert von anderen übernommen haben. Ein Kind, welches zum Beispiel in der Kindheit oft damit konfrontiert wurde, dass es faul sei, wird dies höchstwahrscheinlich als Muster in seinen Gedanken manifestieren. Hört es hingegen immer wieder, wie liebevoll und intelligent es ist, dann wird es auch das irgendwann fest glauben. Tier haben Instinkte, von denen sie sich leiten lassen. Wir Menschen jedoch geben von Generation zu Generation unsere Lebensregeln weiter. So profitieren wir von den Erfahrungen unseren Vorfahren. Doch nicht alles, was früher richtig war, muss heute noch Gültigkeit haben. Familien der Kriegsgeneration haben möglicherweise viel Angst erfahren und ständig versucht, sich und ihr Umfeld zu schützen. Geben Sie dieses Verhalten nun an eine Generation weiter, die nie einen Krieg erlebt hat oder erleben wird, dann ist das nicht förderlich. Daher ist es wichtig herauszufinden, welche Glaubensmuster in uns aktiv sind, aber keinen wirklichen Nutzen besitzen und uns einschränken. So können wir dann neue Glaubenssätze und Überzeugungen aufbauen, die uns auf dem Weg zu unseren Zielen ein guter Begleiter sind.

Ich gebe Ihnen mal ein paar Beispiele von blockierenden Glaubenssätzen:

- Das ist unmöglich.
- Ich schaffe das nicht.
- Andere sind schlauer als ich.
- Unsere Kunden brauchen das nicht.
- Das mache ich schon seit Jahrzehnten so.
- Mein Chef ist ein Idiot.
- In unserer Firma arbeiten nur faule Säcke.
- Ich bin es nicht wert.
- Selbstliebe hat man, oder man hat sie eben nicht.
- Wer viel Geld hat, ist ein Verbrecher.
- Niemand liebt mich so, wie ich wirklich bin.

Dies ist nur eine kleine Auswahl an negativen Glaubenssätzen und Überzeugungen. Es gibt noch jede Menge mehr davon. Nun ist es aber für Sie wichtig zu verstehen, wie ein solches Gedankenmuster überhaupt entsteht. Denn nur dann können Sie es auch verändern. Sobald Sie eine Information haben und gleichzeitig das Gefühl von Sicherheit entwickeln, entsteht ein Glaube. Wenn Sie denken: „Ich schaffe das nicht!“, dann ist das eine Information. Erinnern Sie sich beispielsweise an eine Situation, in der Ihnen etwas wirklich nicht gelungen ist. Nach 3 weiteren misslungenen Versuchen stellt sich bei Ihnen langsam aber sicher das Gefühl ein, dass Sie es beim nächsten Mal wieder nicht schaffen werden. Stellen Sie sich mal einen Tisch vor. Die Platte ist die Information und die Tischbeine sind die Bestätigungen aus früheren Erfahrungen oder Botschaften autoritärer Personen. Je stärker die Meinungen und Begründungen sind, desto stärker sind auch die Tischbeine. Das bedeutet, die Platte wird stabil gehalten. Wenn Sie aber nun die Tischbeine abmontieren, dann fällt die Platte zusammen. Genau das gleiche müssen wir mit einem negativen Glaubenssatz machen. Wir schauen uns genau an, welche Meinungen, Begründungen, Erfahrungen und Prägungen die Information stützen und lösen sie auf. Dann nehmen wir eine förderlichere Information und stützen diese mit neuen und stabilen Tischbeinen.

Ich gebe Ihnen ein paar Beispiele, wie solche Tischbeine bei unserem negativen Glaubenssatz „Ich schaffe das nicht!" aussehen können:

- *Prägung:* Als Kind hat man mir gesagt, dass ich dafür zu klein bin und dass ich das nicht kann.
- *Lebensweisheit:* Das Leben ist hart wie ein Faustschlag. Wenn du nicht gut genug bist, wirst du untergehen.
- Überzeugungen durch Autoritäten: Du wirst es niemals zu etwas bringen!
- *Weitergegebene Regeln:* Menschen können sich nicht ändern. Wenn du einmal versagst, dann versagst du immer.
- *Erfahrungen:* Ich habe es schon ein paar Mal ausprobiert und bin gescheitert. Ich habe Angst, wieder zu scheitern.

Nun schauen wir uns mal genau an, wie man negative Glaubenssätze und deren „Tischbeine" auflösen kann. Dafür zeige ich Ihnen nun meine 7-Schritte Formel. Als Beispiel nehmen wir den Glaubenssatz: „Ich kann nicht vor anderen Menschen reden, weil ich Angst vor Ablehnung habe!"

Schritt 1: Finden Sie heraus, welche Argumente den einschränkenden Glaubenssatz stützen.

In diesem Schritt gehen wir ganz systematisch vor und visualisieren wieder den Tisch. Unser Glaubenssatz ist die Tischplatte. Nun prüfen wir, welche Tischbeine sie stützen. Hierbei geht es erstmal nur um die Feststellung der Begründungen für den Glaubenssatz.

- *Prägung:* Als Kind hat man mir gesagt, dass kleine Kinder nichts zu melden haben.
- *Lebensweisheit:* Wenn Erwachsene sich unterhalten, dann haben kleine Kinder den Mund zu halten.
- Überzeugungen durch Autoritäten: Du wirst es niemals zu etwas bringen.
- *Weitergegebene Regeln:* Menschen können sich nicht ändern. Entweder kannst du es oder du kannst es nicht.
- *Erfahrungen:* Ich habe es schon ein paar Mal ausprobiert und bin gescheitert. Ich habe Angst wieder zu scheitern. In der Schule hat man mich ausgelacht.

Schritt 2: Finden Sie Begründungen, warum diese Argumente unwahr sind.

Nun nehmen Sie jede einzelne Begründung und stellen sich jeweils vier Fragen, um diese zu entkräften. Versuchen Sie, so viele Unwahrheiten oder Ausnahmen wie möglich zu finden. Sie werden nach einer gewissen Zeit spüren, dass Sie selbst an Ihrem Glauben zu zweifeln beginnen. Sie sind sich dann nicht mehr sicher und daher bereit für einen neuen Gedanken.

1. Ist diese Begründung wahr?
2. Ist diese Begründung immer und zu 100% wahr?
3. Gibt es Ausnahmen bei mir oder bei anderen Menschen?
4. Welche Ausnahmen sind das?

Schritt 3: Definieren Sie einen neuen, förderlichen Glaubenssatz.

In diesem Schritt ist es an der Zeit, einen neuen und förderlichen Glaubenssatz formulieren, der Ihnen dabei hilft, Ihre gewünschten Träume und Ziele zu erreichen.

In unserem Beispiel könnten das wie folgt aussehen:

Glaubenssatz alt: „Ich kann nicht vor anderen Menschen reden, weil ich Angst vor Ablehnung habe!"
Glaubenssatz neu: „Ich kann immer besser und besser vor anderen Menschen reden!"

Schritt 4: Finden Sie kraftvolle Argumente, Begründungen und Beispiele, die diesen Glaubenssatz stützen.

Mit Schritt 3 haben wir eine neue Tischplatte entworfen. Damit diese auch stabil getragen wird, brauchen wir nun die Tischbeine. Daher suchen Sie so viele kraftvolle Argumente, Begründungen und Beispiele wie möglich, um Ihren Glaubenssatz zu bestätigen. Diese könnten folgendermaßen aussehen:

- Ich habe es schon ein paar Mal ausprobiert und bin immer etwas besser geworden.
- Es gibt Menschen, die es bereits geschafft haben, obwohl ihre Voraussetzungen noch schlechter waren als meine.
- Ich habe schon mal eine Situation erlebt, in der ich dachte, etwas nicht zu schaffen, und dann hat es doch funktioniert.
- Ich kenne die Macht der Wiederholung und weiß, dass ich es schaffen werde.
- Wenn andere Menschen nicht an mich glauben, dann gibt mir das noch mehr Kraft.

Schritt 5: Finden Sie im Alltag weitere kraftvolle Argumente, Begründungen und Bestätigungen für Ihren neuen Glaubenssatz.

Wenn Sie Ihren Tisch stabil zusammengebaut haben und Ihr Glaubenssatz nun auf soliden Beinen steht, sollten Sie in Ihrem Alltag weitere Argumente, Begründungen und Bestätigungen suchen, die Ihren Glaubenssatz noch weiter stärken. Halten Sie Augen und Ohren offen. In unserem Beispiel wäre es sinnvoll, viel zu üben und dabei achtsam die Entwicklungsschritte wahrzunehmen. Dadurch entstehen viele kleine Beweise. Ebenso kann es zweckmäßig sein, sich von anderen bestätigen zu lassen, wie man sich entwickelt hat. Je kreativer Sie sind, desto mehr werden Sie finden.

Schritt 6: Rezitieren Sie täglich Ihren neuen Glaubenssatz 10 - 100x vor dem Spiegel.

Vielleicht erinnern Sie sich noch an die Affirmationen. Dieses Wissen können Sie jetzt wieder wundervoll anwenden, indem Sie folgenden Ablauf beachten:

1. Stellen Sie sich über mindestens 3 Wochen täglich mehrmals vor einen Spiegel.
2. Schauen Sie sich dabei tief in die Augen.
3. Sprechen Sie Ihren neuen Glaubenssatz mit voller Kraft und Überzeugung 10 – 100 x aus.
4. Achten Sie dabei darauf, wie sich Ihr Gefühl verändert.

Schritt 7: Prüfen Sie im Alltag, wie Sie sich durch den neuen Glaubenssatz verändern.

Die ersten sechs Schritte ermöglichen es Ihnen, negative Glaubenssätze zu entkräften und neue, förderlichere aufzubauen. Im siebten und letzten Schritt geht es darum, dass Sie im Alltag achtsam prüfen, wie sich Ihre Gedanken, Gefühle, Emotionen und Verhaltensweisen verändern. Sobald Sie zufrieden sind, ist der Prozess abgeschlossen. Ansonsten gehen Sie nochmal alle Schritte erneut durch.

Viel Freude dabei!

Fragen:

Welche negativen Gedanken habe ich regelmäßig, die ich gerne loswerden möchte?

Welche negativen Glaubenssätze habe ich, die mich blockieren?

Teil 3 –

Stärken Sie sich

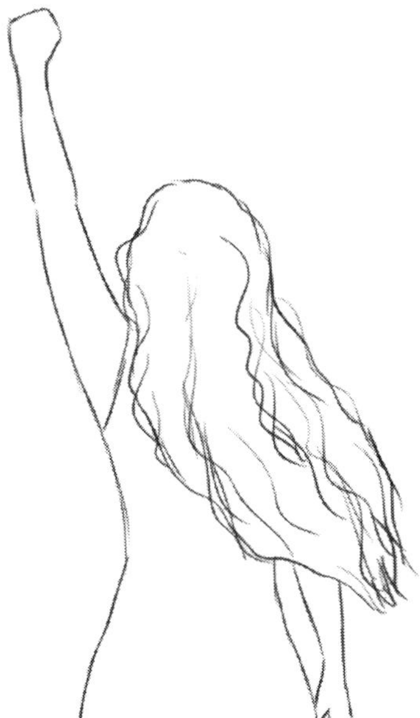

1. Selbstvertrauen & Selbstbewusstsein stärken

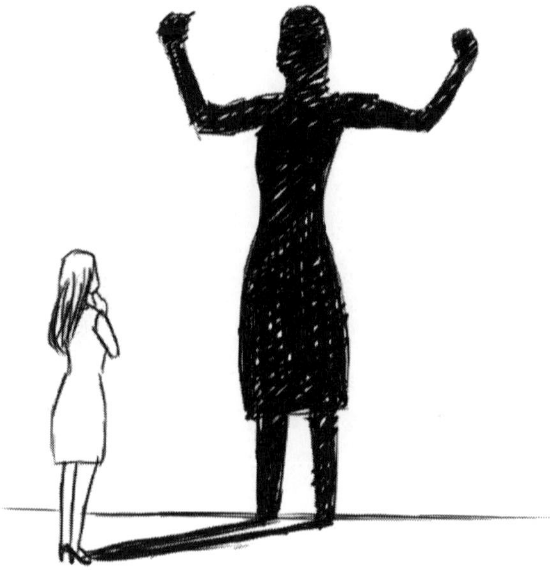

Vielleicht kennen Sie auch einen jener Menschen, die nur so strotzen vor Selbstbewusstsein. Sie haben keine Hemmungen, nehmen jede Herausforderung an und meistens gelingen ihnen überdurchschnittliche Erfolge. Was viele nicht wissen ist, dass man das Bewusstsein für sich selbst und das Selbstvertrauen lernen kann.

Selbstbewusstsein ist, wie der Name schon sagt, das Bewusstsein über sich selbst. Es sagt aus, wie gut man sich kennt. Das bedeutet, man weiß um seine Fähigkeiten, Stärken, Schwächen, Eigenarten und Macken und ist sich derer auch im täglichen Leben bewusst.

Das Selbstvertrauen hingegen ist das Vertrauen, welches wir in unsere eigenen Handlungen haben. Es macht sich bemerkbar, sobald wir vor einer Aufgabe stehen, und hilft uns dabei einzuschätzen, ob wir diese bewältigen können. Menschen mit einem hohen Selbstvertrauen spüren dann ein Gefühl von Sicherheit.

Wenn Sie beispielsweise schon hunderte Male ein bestimmtes Gericht gekocht haben und es Ihnen immer gelungen ist, werden Sie sich beim nächsten Mal ebenso sicher fühlen. Es wird keinerlei Befürchtungen geben, dass etwas schief gehen könnte. In diesem Moment vertrauen Sie sich selbst. Sitzen Sie jedoch in einem Flugzeug auf viertausend Metern Höhe und stehen vor Ihrem ersten Fallschirmsprung, könnte das Sicherheitsgefühl schnell schwinden. Das liegt daran, dass Sie noch keinerlei Referenzerfahrungen gemacht haben. Sind Sie hingegen schon zehn oder fünfzehn Mal gesprungen, weiß Ihr Unterbewusstsein, dass es Ihnen wahrscheinlich auch wieder gelingen wird und sendet Ihnen genügend Selbstvertrauen.

Ein Gefühl von Sicherheit stellt sich immer auf Grundlage von bereits gemachten Erfahrungen ein. Haben wir diese nicht, gibt es zwei Möglichkeiten: Entweder wir meiden die Situation oder wir sind mutig und durchleben sie trotz der Unsicherheit.

Wenn Sie ein stärkeres Selbstbewusstsein und Selbstvertrauen aufbauen wollen, ist es wichtig, folgende Faktoren zu berücksichtigen:

1. Verantwortung für sich übernehmen
2. Sich selbst besser kennenlernen
3. Sich selbst reflektieren
4. Die eigenen Schwächen akzeptieren
5. Selbstbewusstsein und Selbstvertrauen definieren
6. Einzigartigkeit entdecken
7. Die Komfortzone verlassen
8. Ziele setzen

9. Körpersprachliche Ausstrahlung
10. Selbstbewusstsein und Selbstvertrauen als Lebenseinstellung betrachten

1.1 Verantwortung übernehmen

Menschen, die laufend an Ihrem Selbstbewusstsein und Selbstvertrauen arbeiten, übernehmen Verantwortung für sich selbst. Das bedeutet, sie schieben anderen nicht die Schuld in die Schuhe und machen auch nicht die Umstände für ihre Situation verantwortlich. Sie wissen, dass Sie selbst über die Schöpferkraft verfügen, alles in Ihrem Leben zu lenken und zu leiten. Selbst wenn es mal schwer wird oder ihnen die Kraft fehlt, wissen sie, dass es an ihnen liegt, Situationen anders zu gestalten.

Und das ist einer der wichtigsten Punkte. Denn ohne das Verantwortungsgefühl für sich selbst, gibt man die Macht an andere ab. Das kann auch funktionieren. Dennoch ist es die unsicherste Variante von allen.

1.2 Sich selbst besser kennenlernen

Je mehr man weiß, wer man wirklich ist, desto mehr Lebensqualität kann man in sein Leben ziehen. Doch was bedeutet es, sich selbst zu kennen? Sie sollten wissen, wer Sie sind, welche Bedürfnisse Sie verspüren, welches Selbstbild Sie von sich haben, welche Wünsche, Träume und Ziele Ihnen wichtig sind, an welche Werte Sie glauben und worin Sie den Sinn Ihres Lebens sehen. Wer einfach nur in den Tag hineinlebt, morgens aufsteht, zur Arbeit fährt, den Haushalt macht und abends wieder ins Bett fällt, nimmt sich nicht genügend Zeit, um sich selbst zu erforschen. Sollte das bei Ihnen der Fall sein, empfehle ich Ihnen mal eine Auszeit zu nehmen oder sich mindestens 45 – 60 Minuten pro Tag mit sich auseinanderzusetzen.

1.3 Sich selbst reflektieren

Sie haben in diesem Buch bereits zum Ende eines jeden Abschnittes jeweils einige dazu passende Fragen von mir erhalten. Diese helfen Ihnen, sich selbst zu reflektieren. Doch Sie sollten es nicht nur dabei belassen, sondern sich jeden Tag selbst weitere Fragen stellen. Auf diese Weise können Sie sich weiterentwickeln. Wer in seinem Alltag sehr beschäftigt ist oder noch mit einigen problematischen Themen aus der Vergangenheit kämpft, sollte die Selbstreflexion täglich durchführen. Denn oft sehen wir nur die herausfordernden oder negativen Dinge. Die positive Seite bleibt dabei unbeachtet. Es ist jedoch wichtig, auch daran zu denken. Daher habe ich Ihnen in einem früheren Kapitel auch das Selbstliebe-Tagebuch empfohlen, mit dessen Hilfe Sie den Fokus auf die positiven Seiten des Lebens zu richten lernen.

Ebenso kann es aber auch hilfreich sein, sich selbst kritisch zu hinterfragen. Wo gibt es noch Verbesserungspotential? Wie kann das Leben noch leichter werden? Wie kann man noch mehr Geld verdienen? Leben bedeutet, dass man sich ständig weiterentwickelt und wandelt, wenn es erforderlich ist. Reflektiert man sich selbst nicht, bleibt man meist auf einer Stelle stehen. Achten Sie jedoch darauf, dass Sie nicht anfangen, die Selbstkritik persönlich zu nehmen. Das würde zu viel Energie kosten und fühlt sich keineswegs gut an. Betrachten Sie alle Punkte sachlich. Denken Sie dabei daran, dass es nichts mit Ihnen oder Ihrem Wert als Mensch zu tun hat. Sie sind gut so, wie Sie sind. Dennoch dürfen Sie sich weiterentwickeln.

1.4 Die eigenen Schwächen akzeptieren

Beim Selbstbewusstsein und Selbstvertrauen denken wir oft an das Unfehlbare und Perfekte im Menschen. Das liegt unter anderem daran, dass wir bereits als Kinder so erzogen wurden. Selbst wenn jemand ein sehr offenes und tolerantes Elternhaus erlebt hat, herrschte in der Schule eine ganz andere Vorgehensweise. Selten wurde darüber gesprochen, was alles richtig und gut war. In den Heften wurden die Fehler rot angestrichen und kommentiert. Dadurch bekommt man automatisch einen auf die negativen Dinge ausgerichteten Fokus.

Ich betrachte Fehler mittlerweile als etwas Positives. Sie helfen mir, mich weiterzuentwickeln. Als Kind sehen wir das jedoch oft anders. Man fühlt sich kritisiert und über das definiert, was man nicht kann. Bestimmt haben Sie von Thomas Alva Edison gehört. Er war der Erfinder der Glühlampe. Mehrere tausend Versuche benötigte er, um die Qualität hinzubekommen, die wir heute noch gewohnt sind. Stellen Sie sich mal vor, er wäre an seinen Fehltritten emotional zerbrochen und hätte aufgegeben. Ihm war jederzeit bewusst, dass jeder Fehler ihn näher zu seinem Ziel brachte. Mit Erfolg!

Genauso ist das mit den persönlichen Schwächen. Sehen Sie diese als ein Geschenk an. Sie zeigen Ihnen Ihre Grenzen auf und gleichzeitig jene Bereiche, wo Sie sich noch verbessern können. Daher macht es Sinn, seine Schwächen zu akzeptieren, und es ist auch nicht erforderlich, jede davon in eine Stärke zu verwandeln. Wenn etwas Sie nicht einschränkt, müssen Sie auch nichts verändern. Leiden Sie jedoch darunter, können Sie daran arbeiten, Ihre Grenzen zu erweitern.

1.5 Selbstbewusstsein und Selbstvertrauen definieren

Zu Beginn dieses Abschnitts habe ich Ihnen erläutert, was Selbstbewusstsein und Selbstvertrauen für mich bedeutet. Wenn Sie nun im Internet recherchieren, andere Bücher lesen oder weitere Experten befragen, werden Sie viele verschiedene Antworten erhalten. Das liegt daran, dass jeder andere Erfahrungen gemacht hat. Entscheidend ist jedoch nicht, was andere sagen, sondern was Sie ganz persönlich darunter verstehen. Wann fühlen Sie sich selbstbewusst und voller Selbstvertrauen? Das ist der Maßstab, mit dem Sie arbeiten sollten. Es ist also wichtig, dass Sie diese beiden Begriffe für sich selbst und Ihr Leben definieren.

1.6 Entdecken Sie Ihre Einzigartigkeit

Wahrscheinlich wissen Sie, dass jeder Mensch ganz individuelle Fingerabdrücke hat. Doch das ist nicht das Einzige. Sie können sich heute in den Flieger setzen und die ganze Welt bereisen. Ich versichere Ihnen, dass Sie auf diesem Planeten keinen einzigen Menschen entdecken werden, der genauso ist wie Sie. Auch werden Sie niemanden finden, der so ist wie ich. Tatsächlich gibt es nirgendswo zwei Personen, die vollkommen identisch sind. Das bedeutet auch, dass es kein „besser oder schlechter" gibt. Es gibt nur ein „Du und Ich". Unsere Einzigartigkeit macht Vergleiche vollkommen irrelevant. Vielmehr sollten Sie sich darauf konzentrieren, Ihre Individualität zu entdecken und auszuleben.

Ich möchte Ihnen aber auch verraten, warum die meisten Menschen das nicht tun. Sie versuchen nämlich stets angepasst und fehlerfrei zu sein, um nicht aus einer Gruppe, der Gemeinschaft oder der Gesellschaft ausgeschlossen zu werden. Nicht mehr dazuzugehören fühlt sich schrecklich an. Langfristig gesehen ist es jedoch schrecklicher, wenn man irgendwann mit Mitte 80 in seinem Schaukelstuhl sitzt und nie die Möglichkeit genutzt hat, sich selbst wirklich kennenzulernen.

Jeder Mensch ist einzigartig und hat daher auch seine ganz eigenen Wünsche, Träume, Ziele, Visionen, Werte, Talente, Begabungen und Schwächen. Aus diesen Bausteinen entsteht die eigene Persönlichkeit. Entdecken Sie also Ihre Einzigartigkeit und leben diese aus. Sie müssen nicht laufend den Erwartungen anderer gerecht werden, vor allem dann nicht, wenn es Ihnen selbst keine Freude bereitet. Machen Sie sich bewusst, dass Sie ein ganz besonderer Mensch sind.

1.7 Die Komfortzone verlassen

Die Komfortzone ist der Bereich in unserem Leben, den wir bereits sehr gut kennen, der uns wohlgesonnen ist und in dem wir uns gerne bewegen. Ständig in dieser Zone zu bleiben bedeutet, sich nicht weiterzuentwickeln. Je bequemer ein Mensch, desto mehr hält er sich in diesem

Bereich auf. Das Leben ist somit eingeschränkt. Wer ständig das tut, was er immer getan hat, wird laufend die gleichen Ergebnisse erzielen. Wenn jemand über zu wenig Selbstliebe verfügt, kann das daran liegen, dass diese Person laufend ihren alten Verhaltensmustern folgt. Wer daran etwas verändern möchte, sollte seine eigenen Grenzen sprengen und seine Komfortzone verlassen. Indem man neue Dinge tut, trainiert man sein Gehirn und erweitert seinen Komfortbereich. Es gibt jedoch eine kleine Hürde auf diesem Weg: Sobald etwas ungewohnt ist, spürt man meistens einen Widerstand. Dieser kann mal kleiner, aber auch größer sein. Davon darf man sich nicht einschüchtern lassen. Ich kenne viele Menschen, die an dieser Stelle sagen: „Das ist nichts für mich. Das hilft mir nicht. Damit kann ich nichts anfangen." Tatsächlich tun sie dann genau die Dinge nicht, die sie eigentlich innerlich wachsen lassen würden. In diesem Buch gebe ich Ihnen eine Fülle an Übungen, Aufgaben und Reflexionsfragen. Ich hoffe, Sie haben damit viel Freude, weil Sie erkennen, dass es Sie weiterbringen wird. Es kann aber genauso gut sein, dass Sie inneren Widerstand spüren und diese Fülle an Möglichkeiten nicht nutzen. Glauben Sie kein Wort davon, was Ihr Verstand an Ausreden und negativen Erklärungsversuchen bereithält. Ziehen Sie es einfach durch, auch wenn es sich anfangs etwas eigenartig oder lächerlich anfühlt. Sobald Sie eine Gewohnheit daraus gemacht haben, werden Sie die meisten Übungen lieben. Erweitern Sie also Ihre Komfortzone, um mehr vom Leben zu erhalten.

1.8 Ziele setzen

Damit Sie auch die richtigen Grenzen sprengen, sollten Sie sich konkrete Lebensziele setzen. Denn ohne diese ist es kaum möglich, ein Gefühl für den richtigen Weg zu entwickeln. Ziele sind wie ein Navigationssystem. Man tippt auf dem Display ein, wo man hinmöchte und folgt den Anweisungen. Genauso lässt sich unser Gehirn programmieren. Wenn wir keine konkreten Orientierungspunkte haben, dann landen wir irgendwo. Das kann aufregend und abenteuerlich sein, aber auch sehr langweilig oder sogar problematisch. Machen Sie klare Eingaben und rufen sich diese immer wieder in Erinnerung. Sie werden feststellen, dass Sie ganz schnell ein gutes Gefühl dafür bekommen, welche Aufgaben, Hürden, Termine und Lebensumstände Sie wirklich weiterbringen. Wichtig ist es jedoch, sich nicht zu sehr auf diese Ziele zu versteifen. Das kann einen enormen Druck verursachen. Sehen Sie sie eher als eine Art Kompass an, der Sie in die richtige Richtung führt. Wenn Sie sich vornehmen, monatlich 10.000 Euro zu verdienen, und nachher feststellen, dass es 14.500 Euro sind, dann ist es doch auch schön, oder?

In einem späteren Abschnitt werde ich Ihnen noch genau erklären, wie Sie sich richtig Ziele setzen und diese auch sicher erreichen. Vorerst reicht erstmal die Information, dass wir eine konkrete Richtung im Leben brauchen.

1.9 Körpersprachliche Ausstrahlung

Bevor ich Ihnen erzähle, was es mit der körpersprachlichen Ausstrahlung auf sich hat, möchte ich Sie bitten, eine kleine Übung zu machen.

Setzen Sie sich auf einen Sessel oder Stuhl. Dann krümmen Sie den Rücken, lassen die Schultern hängen, machen die Beine eng zusammen und lassen Ihr Kinn auf die Brust fallen. Bleiben Sie für 1-2 Minuten so sitzen und spüren in sich hinein, wie Sie sich fühlen und was für Gedanken in Ihnen aufsteigen. Schreiben Sie diese auf.

Gefühle:

Gedanken:

Jetzt kommt der zweite Teil der Übung. Stellen Sie sich aufrecht hin. Machen Sie den Rücken gerade, strecken die Brust etwas raus, die Beine etwa schulterbreit auseinander, winkeln die Arme an und legen die

Hände in die Hüften. Heben Sie den Kopf dabei leicht an. Stellen Sie sich nun vor, Sie wären eine Superheldin oder ein Superheld. Sie haben einen Umhang um, der sich leicht im Wind bewegt. Bleiben Sie in dieser Position für 1-2 Minuten und spüren währenddessen wieder in sich hinein, welche Gefühle Sie wahrnehmen und was für Gedanken auftauchen. Schreiben Sie diese auf.

Gefühle:

Gedanken:

Das ist eine spannende Übung, oder? Wenn Sie alles richtig gemacht haben, sollten Sie zwischen beiden Körperhaltungen einen deutlichen Unterschied gespürt haben. Sowohl in Ihrem Körpergefühl als auch in Ihren Gedanken. Das liegt daran, dass unser Bewegungszentrum im Gehirn ganz eng mit dem Emotionszentrum verbunden ist. Es funktioniert in beide Richtungen. Sobald Sie sich voller Selbstvertrauen und Selbstliebe fühlen, verändert sich Ihre Körperhaltung. Ebenso können Sie Ihre Körpersprache so anpassen, dass Sie selbstbewusste Gedanken und Gefühle produzieren. Genauso funktioniert das mit der Stimme. Konzentrieren Sie sich auf eine selbstsichere und deutliche Aussprache, hat das nicht nur einen Einfluss auf Ihre Gesprächspartner, sondern auch auf Sie. Nutzen Sie also Ihren Körper, um sich besser zu fühlen und mehr Selbstliebe zu produzieren.

1.10 Selbstbewusstsein und Selbstvertrauen als Lebenseinstellung betrachten

Bis hierhin habe ich Ihnen sehr viele positive Dinge mitgeteilt. Jetzt ist es aber in der Zeit, dass ich Ihnen etwas sehr Negatives und Schlechtes offenbaren muss. Ja, leider ist das so. Es ist wichtig, dass Sie davon wissen. Alles, was Sie bisher gelernt und erfahren haben, bringt überhaupt nichts. Sie haben richtig gelesen: Es bringt alles nichts, wenn Sie es nur ausprobieren. Wir Menschen sind Gewohnheitstiere. Vielleicht kennen Sie diese Redewendung. Wenn Sie körperlich fitter werden möchten, aber nur einmal im Monat ein paar Meter im Wald joggen gehen, dann haben Sie vielleicht eine gute Absicht, Ihr Körper wird sich aber nicht positiv verändern. Wenn Sie jedoch vier bis fünf Mal pro Woche für eine Stunde joggen, werden Sie bereits nach einiger Zeit spüren, wie Sie fitter und vitaler werden. Genauso ist das mit dem Selbstvertrauen und der Selbstliebe. Es muss zum Leben gehören wie das Duschen, Zähneputzen und im genannten Beispiel das Joggen. Nehmen Sie sich daher die besten Tipps, Tricks und Ratschläge zu Herzen und formen daraus Ihre neue Lebenseinstellung. Denn nur, wenn wir etwas immer wieder tun, kann sich eine Gewohnheit einstellen. Und diese sorgt dann dafür, dass wir uns weiterentwickeln. Machen Sie also das Vertrauen und die Liebe zu sich selbst zu einem Teil Ihres Lebens.

Fragen:

Wie kann ich noch mehr Verantwortung für mein Leben übernehmen?

Wie kann ich mich selbst noch besser kennenlernen?

Wie kann ich mich selbst noch regelmäßiger reflektieren?

Welche Schwächen habe ich, die mich belasten?

Welche Schwächen habe ich, die für mein Leben nicht relevant sind?

Was bedeutet Selbstbewusstsein und Selbstvertrauen für mich? Wie definiere ich die beiden Begriffe?

Was macht mich als einzigartige Person aus?

In welchen Bereichen könnte ich meine Komfortzone öfters verlassen?

Habe ich Ziele in meinem Leben?

Kann ich mir vorstellen, das Selbstvertrauen und die Selbstliebe als Lebenseinstellung zu betrachten?

2. Ängste & Selbstzweifel lösen

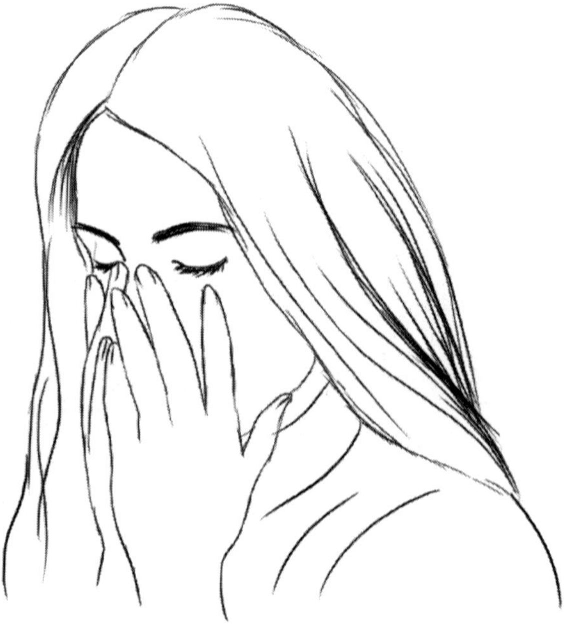

Wer hat nicht schon mal vor irgendetwas Angst gehabt? Ich selbst erinnere mich an viele Situationen aus meinem eigenen Leben. Doch genau wie bei anderen negativen Gefühlen sind die meisten Menschen daran gewöhnt, sie sofort zu verdrängen. Ursprünglich ist die Angst eine instinktive Reaktion auf eine reale oder vermeintliche Bedrohung. Sie ist ein Gefühl, für das wir dankbar sein können. Denn es will uns beschützen und vor Gefahren bewahren. Durch unsere gesellschaftliche Entwicklung verspüren wir heute oft viel zu häufig Ängste. Statistisch gesehen treten 95 Prozent der Befürchtungen niemals ein. Dennoch stressen wir unseren Körper damit. Hierbei ist es hilfreich, sich die Situationen genau anzusehen und bewusst zu machen. Gibt es wirklich eine Bedrohung, oder bildet man sich diese nur ein? Auf welcher Ebene entstehen die Auswirkungen?

Angst ist demnach nicht gleich Angst. Sie kann rein im Kopf entstehen, sich körperlich auswirken oder auch abnormale Verhaltensweisen mit sich bringen. Zum besseren Verständnis schauen wir uns mal etwas genauer an, was auf den einzelnen Ebenen entstehen kann:

Kognitive Ebene

Kreisende Gedanken, abnormale Wahrnehmung, Grübeln, Sorgen oder Konzentrationsprobleme. Gedanken, nicht sterben zu wollen, nicht in Ordnung zu sein, keine körperlichen Symptome auftreten lassen zu wollen, die Kontrolle zu verlieren oder verrückt zu werden.

Körperliche Ebene

Schwindel, Atemnot, Enge, Hitzewallungen, Übelkeit, Brechreiz, Mundtrockenheit, Schweißausbrüche, Nervosität, körperliche Unruhe, Herzklopfen, Herzrasen, Darmbeschwerden oder unwillkürlicher Harnverlust. Zittern in der Stimme, Muskelzuckungen, Verspannungen, Kribbeln oder Gefühllosigkeit in den Gliedmaßen.

Verhaltensebene

Die Verhaltensebene ist die Reaktion auf die anderen beiden Ebenen. Unprofessionelles Verhalten, Vertuschen von Tatsachen, Flucht, Angriff, Traurigkeit oder Panik können so entstehen.

Stellen Sie sich zwei Personen vor, die auf einem Berg stehen und 500 Meter in die Tiefe blicken. Die eine Person findet es absolut befreiend und genießt den Augenblick, während bei der anderen panische Gedanken entstehen, ihr schwindelig wird und sie flüchten möchte. Wer von beiden hat nun recht? Es liegt tatsächlich an der eigenen Bewertung der Situation. Genauso ist es mit allen anderen Bedenken und Befürchtungen auch. Sobald Sie anders denken und bewerten, fühlen Sie auch anders.

Der erste Schritt ist also, die Angst zu verstehen. Sobald Ihnen das gelingt, können Sie sich darauf fokussieren, sich ihr zu stellen. Die meisten Menschen versuchen nämlich zuerst die negativen Symptome loszuwerden, bevor sie etwas wagen. Jemand, der zum Beispiel eine Rede vor einem großen Publikum halten soll, aber panische Angst davor hat, versucht in der Regel seine Gefühle zu unterdrücken oder kneift, bevor es losgeht. So kann es nicht funktionieren. Die Symptome verändern sich erst durch die Situation. Man muss sich also langsam herantasten. Zum Beispiel, indem man zunächst kleinere Sprecheinheiten von wenigen Minuten übernimmt. Später erhöht man den Redeumfang. Durch die daraus entstehenden, positiven Erfahrungen wird es dann zunehmend einfacher. So wird man Schritt für Schritt sicherer. Das Unterbewusstsein lernt, dass keine reale Gefahr besteht und auch kleinere Misserfolge nicht dramatisch sind.

Eine andere Möglichkeit ist es, das Angstgefühl anzunehmen und so zu fühlen, wie es ist. Genauso wie Sie es im Abschnitt der negativen Gefühle bereits gelernt haben. Fühlen Sie das Gefühl und die Symptome, ohne zu bewerten. Fokussieren Sie sich nur auf die körperlichen Empfindungen und beobachten Sie diese. Sobald wir etwas nicht mehr wegmachen wollen, sondern zulassen, verändert es sich und verschwindet von ganz alleine.

Kleine Übung:

Machen Sie doch mal den Selbsttest: Erinnern Sie sich an eine Situation, in der Sie Befürchtungen hatten. Stellen Sie sich alles so lebhaft wie nur möglich vor, als ob Sie gerade jetzt in dieser Situation wären. Sobald Sie das unangenehme Angstgefühl wieder spüren, legen Sie Ihre Gedanken beiseite und konzentrieren sich nur noch auf das Gefühl in Ihrem Körper. Auch wenn es unangenehm ist. Lassen sie es einfach da sein. Denken Sie nicht darüber nach, steigern Sie sich nicht rein und beobachten nur die sich bewegenden Empfindungen. Wenn Sie das richtig machen, sollten Sie spüren, wie sich das Gefühl immer mehr verändert, durch Ihren Körper wandert und nach wenigen Minuten verschwindet. Es ist wie eine kleine Meditation.

Welche Erfahrungen habe ich mit dieser Übung gemacht?

____

____

Neben Ängsten können auch manchmal starke Selbstzweifel entstehen. Vielleicht traut man sich etwas nicht zu oder hat Sorge, an einer Herausforderung zu scheitern. Auch hier werden oft ähnliche Symptome aus den drei Ebenen der Angst aktiv. Das bedeutet, Sie können genauso dagegen vorgehen. Die eine Möglichkeit ist, sich Ihren Zweifeln zu stellen und die Herausforderung anzunehmen, selbst wenn Sie derzeit noch nicht daran glauben, es schaffen zu können. So arbeitet man zum Beispiel auch in der sogenannten Konfrontationstherapie. Die andere Möglichkeit ist, dass Sie zuerst das negative Gefühl durch die Beobachtung der Körperempfindungen verändern. Machen Sie sich aber auch hier vorab bewusst, dass Selbstzweifel ganz normal sind. Sie haben meist etwas mit den Erwartungen an sich selbst zu tun. Wenn diese zu hoch sind, haben wir oft das Gefühl, diesen nicht gerecht werden zu können.

Anita war Studentin. Vor jeder Klausur plagten sie starke Selbstzweifel. Sie hatte den Anspruch an sich selbst, immer gut abzuschneiden. Idealerweise mit einer Eins oder einer Zwei. Seit Beginn ihres Studiums bekam sie jedoch eher durchschnittliche Noten, meist eine Drei oder eine Vier, obwohl sie viel lernte. Zufrieden war Sie damit natürlich nicht. Als sie mir davon erzählte, gab ich ihr den Tipp, ihr Ziel vollständig loszulassen, mit einer Drei oder Vier zufrieden zu sein, aber beim Lernen dennoch ihr Bestes zu geben. Anita erwiderte, dass sie aber bessere Noten haben wolle. Ich entgegnete, dass diese automatisch kommen würden, wenn sie sich selber nicht so einen Druck macht. Sie verstand nun, worauf ich hinauswollte und setzte es um. Tatsächlich gelang es ihr, in der nächsten Klausur eine Zwei zu bekommen. Sie lernte genauso viel wie vorher, fühlte sich jedoch wesentlich gelassener als sonst.

Häufig überfordern sich Menschen mit ihren Zielen. Sie spüren es selbst oft nicht, doch das Unterbewusstsein arbeitet und Stresshormone werden freigesetzt. Diese wiederum blockieren das Gehirn und sorgen für eine schlechte Performance. Ich selbst habe mir daher schon früh angewöhnt, während einer Lern- oder Trainingsphase mein Bestes zu geben und ohne Erwartung der Herausforderung entgegenzutreten. Das klingt zunächst so, als wolle ich keine gute Leistung erbringen. Dem ist aber nicht so. Dadurch, dass ich keine Erwartungen mehr habe und mir selbst vertraue, sinkt mein Stresslevel. Es besteht dann kaum mehr die Gefahr eines Black-Outs. Über diesen Weg mache ich immer wieder positive Erfahrungen, und Selbstzweifel machen sich erst gar nicht breit.

Sie können das auf alle anderen Themen übertragen, bei denen Sie an sich zweifeln. Geben Sie in der Vorbereitung Ihr Bestes und gehen an die zu bewältigenden Aufgaben ohne Druck heran. Mit großer Wahrscheinlichkeit werden die Ergebnisse dann deutlich besser sein.

Fragen:

Welche Ängste habe ich?
Wie kann ich diese Ängste lösen?
In welchen Situationen zweifle ich an mir selbst?
Wie kann ich diese Zweifel aus dem Weg räumen?

Teil 4 –

Finden Sie sich selbst

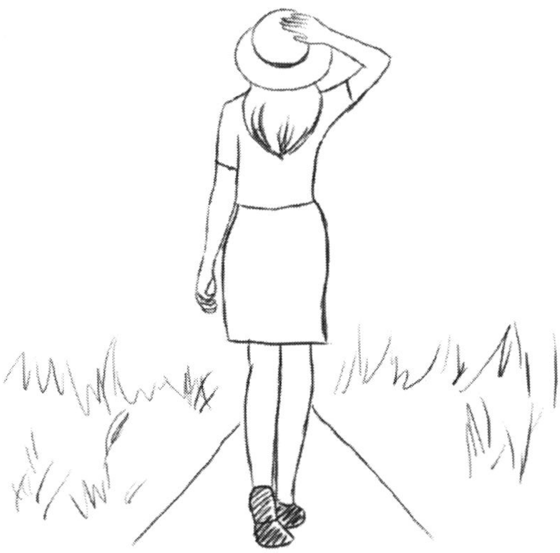

Nun kommen wir zu einem sehr wichtigen Thema: In diesem Teil des Buches geht es darum, so detailliert wie möglich herausfinden, wer Sie wirklich sind, welche Bedürfnisse Sie haben, wie Sie sich selbst sehen, welche Ziele und Werte Ihnen wichtig sind und welchen Sinn das Leben für Sie hat. Dafür habe ich nun einen noch interaktiveren Teil aufgebaut.

Legen wir los!

1. Wer sind Sie?

Es gibt viele Persönlichkeitsmodelle, um herauszufinden, wer man selbst ist. Ich arbeite gerne mit dem BIG FIVE Ocean Modell. Vielleicht haben Sie davon schon mal gehört. Bereits in den 1930er Jahren begann die Entwicklung. Heute gilt es als das am besten durch Studien belegte Modell und wird als universelles Standardmodell in der Persönlichkeitsforschung eingesetzt. In einer Studie im Jahre 2005 hat man herausgefunden, dass sich jeder Mensch charakterlich einordnen lässt, ganz gleich auf welchem Teil dieser Erde sich die Person befindet, und das mit nur 5 Merkmalen. Die Studie wurde mit 12.000 Teilnehmern aus 50 Ländern durchgeführt. Die einzelnen Buchstaben in dem Wort Ocean stehen im Englischen für Openness, Conscientiousness, Extraversion, Agreeableness und Neuroticism. Ins Deutsche übersetzt bedeutet das: Offenheit, Gewissenhaftigkeit, Extraversion, Verträglichkeit und Neurotizismus.

Nun haben Sie die Möglichkeit zu erfahren, was es mit diesen 5 Merkmalen auf sich hat und das Modell auch gleich für sich selbst auszuprobieren. Der folgende Test ist selbstverständlich nur eine vereinfachte Form, jedoch können Sie bereits erste Anhaltspunkte erlangen. Bewerten Sie sich selbst auf einer Skala von 0 – 10. Dabei bedeutet 0 „überhaupt nicht vorhanden“ und 10 bedeutet „in vollster Ausprägung vorhanden“. Zählen Sie Ihre Punkte für jeden der Faktoren gesondert zusammen und errechnen den Durchschnitt. Abschließend tragen Sie dann Ihre Durchschnittsergebnisse passend zu den 5 Hauptmerkmalen ein. Somit haben Sie eine erste einschätzende Übersicht über Ihren Persönlichkeitstyp sowie Ihre Stärken und Schwächen.

Offenheit

Wissensdurstig	0	1	2	3	4	5	6	7	8	9	10
Neugierig	0	1	2	3	4	5	6	7	8	9	10
Intellektuell	0	1	2	3	4	5	6	7	8	9	10
Phantasievoll	0	1	2	3	4	5	6	7	8	9	10
Experimentierfreudig	0	1	2	3	4	5	6	7	8	9	10
Künstlerisches Interesse	0	1	2	3	4	5	6	7	8	9	10

Punkte : __________

Bewertung: Punkteanzahl : 6 = __________

Gewissenhaftigkeit

Organisiert	0	1	2	3	4	5	6	7	8	9	10
Sorgfältig	0	1	2	3	4	5	6	7	8	9	10
Planend	0	1	2	3	4	5	6	7	8	9	10
Effektiv	0	1	2	3	4	5	6	7	8	9	10
Verantwortungsgefühl	0	1	2	3	4	5	6	7	8	9	10
Zuverlässigkeit	0	1	2	3	4	5	6	7	8	9	10
Überlegt	0	1	2	3	4	5	6	7	8	9	10

Punkte : __________

Bewertung: Punkteanzahl : 7 = __________

Extraversion

Selbstsicherheit	0	1	2	3	4	5	6	7	8	9	10
Aktivität	0	1	2	3	4	5	6	7	8	9	10
Gesprächigkeit	0	1	2	3	4	5	6	7	8	9	10
Energisch	0	1	2	3	4	5	6	7	8	9	10
Heiterkeit	0	1	2	3	4	5	6	7	8	9	10
Optimismus	0	1	2	3	4	5	6	7	8	9	10

Punkte : ________

Bewertung: Punkteanzahl : 6 = ________

Verträglichkeit

Verständnisvoll	0	1	2	3	4	5	6	7	8	9	10
Wohlwollend	0	1	2	3	4	5	6	7	8	9	10
Kompromissbereit	0	1	2	3	4	5	6	7	8	9	10
Mitfühlend	0	1	2	3	4	5	6	7	8	9	10

Punkte : ________

Bewertung: Punkteanzahl : 4 = ________

Neurotizismus

Erschüttert	0	1	2	3	4	5	6	7	8	9	10
Betroffen	0	1	2	3	4	5	6	7	8	9	10
Beschämt	0	1	2	3	4	5	6	7	8	9	10
Unsicher	0	1	2	3	4	5	6	7	8	9	10
Verlegen	0	1	2	3	4	5	6	7	8	9	10
Nervös	0	1	2	3	4	5	6	7	8	9	10

Punkte : ________

Bewertung: Punkteanzahl : 6 = ________

Gesamtbewertung:

Offenheit ______ von 10 Punkten

Gewissenhaftigkeit ______ von 10 Punkten

Extraversion ______ von 10 Punkten

Verträglichkeit ______ von 10 Punkten

Neurotizismus ______ von 10 Punkten

2. Was sind Ihre Bedürfnisse?

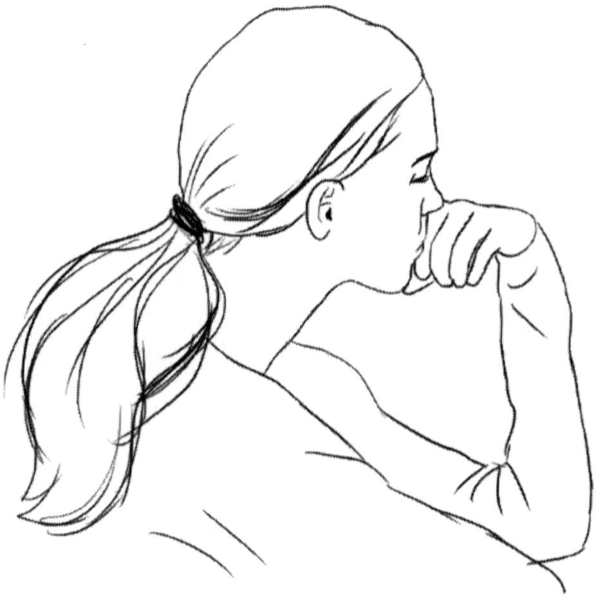

Um mehr Selbstliebe aufzubauen reicht es natürlich nicht aus, nur zu wissen welche Charakterzüge man hat. Der Mensch ist viel mehr als nur das. Jeder hat Bedürfnisse, die befriedigt werden wollen. Doch in unserer stressigen Gesellschaft erkennen wir diese oft nicht oder schieben sie beiseite. Schließlich haben wir Verpflichtungen. Ständig auf seine Bedürfnisse zu verzichten, kostet jedoch Kraft und Lebensfreude. Im Folgenden biete ich Ihnen eine Übersicht über die gängigsten Wünsche und Ansinnen. Lesen Sie sich diese einmal genau durch und spüren in sich hinein. Finden Sie heraus, was davon zu Ihnen passt. Priorisieren Sie dann diese Bedürfnisse und schenken Ihren 3 Favoriten, die Sie zu mehr Selbstliebe begleiten, noch mehr Aufmerksamkeit.

Existenzbedürfnisse

Luft
Nahrung
Wasser
Bewegung
Körperkontakt
Sex

Sicherheitsbedürfnisse

Frieden
Ordnung
Gesetze
Ein Dach über dem Kopf
Soziale Absicherung
Geliebt werden

Soziale Bedürfnisse

Familie
Freunde
Soziale Kontakte
Austausch mit anderen
Platz in einer Gruppe oder Gemeinschaft
Einen Beitrag leisten

Individualbedürfnisse

Anerkennung
Macht
Status
Wertschätzung
Erfüllung von Träumen
Freude und Lachen
Lebenslust
Schönheit

Selbstverwirklichungsbedürfnisse

Fähigkeiten ausbauen

Persönlichkeit entwickeln

Kreativität ausleben

Einen Sinn im Leben haben

Spiritualität

Meine drei Hauptbedürfnisse, denen ich zukünftig noch mehr Aufmerksamkeit schenken werde:

____

____

____

3. Was sind Ihre Ziele?

Jeder Mensch hat irgendwelche Ziele. Doch wie realisiert man diese? Zunächst sollte man wissen, was ein richtiges Ziel ist und wie man dieses formuliert. Das Problem beginnt meistens schon damit, dass die meisten Menschen Absichten oder Hoffnungen haben, aber nicht konkret kommunizieren können, was sie wirklich wollen. Da muss man sich nicht wundern, wenn nie eintritt, was man sich vorgenommen hat. Damit es Ihnen jedoch gelingt, stelle ich Ihnen nun eine Möglichkeit vor, mit der Sie sehr simpel Ihre Ziele formulieren können. Es geht um die SMART-Formel.

Die einzelnen Buchstaben stehen jeweils für eine Eigenschaft:

- SPEZIFISCH
- MESSBAR
- AKZEPTIERT
- REALISTISCH
- TERMINIERT

Diese Eigenschaften sollten Sie nach der SMART-Formel in Ihrer Formulierung berücksichtigen. Zum besseren Verständnis gehen wir die einzelnen Punkte kurz durch, bevor Sie selbst Ihre eigenen Ziele definieren.

Spezifisch

Verwenden Sie keine allgemeinen Aussagen wie: „Ich möchte reich werden“ oder „Ich will glücklicher sein“. Setzen Sie vielmehr auf eine spezifische Aussage, aus der klar wird, was Sie wirklich wollen. Zum Beispiel könnte das so aussehen: „Ich werde 200 Euro mehr im Monat verdienen, damit ich für meine Altersvorsorge sparen und mir dadurch mehr Freiheiten erlauben kann."

Messbar

Wichtig ist, dass man ein Ziel messen kann, damit man auch genau weiß, worauf man hinarbeiten muss und prüfen kann, wann man sein Ziel erreicht hat. In dem obigen Beispiel wäre eine Gehaltserhöhung von 200 Euro monatlich genau so ein messbares Kriterium.

Attraktiv

Es macht keinen Sinn, Ziele zu verfolgen, für die man sich nicht selbst entschieden hat und die man nicht attraktiv findet. Daher ist es wichtig, eine emotionale Bindung zu seinem Vorhaben aufzubauen. Denn sonst wird man schnell dazu verleitet, Ausreden zu finden, warum man die notwendigen Umsetzungsschritte doch nicht eingeleitet oder erreicht hat. Sorgen Sie also dafür, dass Ihr Ziel so attraktiv und erstrebenswert wie möglich ist. Beantworten Sie sich die dafür die Frage: Warum will ich dieses Ziel unbedingt erreichen?

Realistisch

Sicherlich haben Sie schon mal gehört, dass man sich große Ziele setzen und nicht zu klein denken soll. An dieser Aussage ist vieles richtig. Es macht absolut Sinn, Größeres anzustreben und sich selbst mehr zuzutrauen. Dennoch ist es wichtig, dass Sie Ihre Ziele selbst über die gesamte Dauer der Realisierung auch für realistisch halten. Tun Sie das nicht, wird Ihr Unterbewusstsein das bemerken und Sie haben dadurch automatisch weniger Motivation. Unrealistische, zu hoch angesetzte Ziele können sogar sehr demotivierend sein. Warum auch sollte man sich anstrengen, wenn man bereits weiß, dass man das gewünschte Ergebnis nicht erreichen wird? Daher ist dieser Faktor so entscheidend.

Terminiert

Sie wissen bereits, dass Ihr Ziel messbar sein sollte. Wichtig ist jedoch, dass die Messbarkeit nicht nur in Bezug auf das Ergebnis gegeben ist, sondern auch auf den Zeitpunkt, an dem es erreicht wird. In unserem Beispiel sollten wir also noch das Datum hinzufügen. „Ich werde ab dem neuen Jahr 200 Euro mehr im Monat verdienen, damit ich für meine Altersvorsorge sparen und mir dadurch mehr Freiheiten erlauben kann."

Die Formulierung des Ziels ist natürlich nur die halbe Miete. Wichtig ist, dass Sie auch loslegen und mit der Umsetzung beginnen. Dafür kann ich Ihnen empfehlen, einen Maßnahmenkatalog anzufertigen, in dem Sie alle Schritte auflisten, die Sie gehen müssen, um erfolgreich zu sein. Dann priorisieren Sie die Punkte auf Ihrer Liste nach Wichtigkeit. Nach Möglichkeit erstellen Sie einen visuellen Projektplan oder malen sich einen Zeitstrahl mit den Aufgaben auf ein großes Plakat. Sie können dabei auch Bilder verwenden. Unser Gehirn liebt es nämlich, wenn es etwas leicht verstehen, überblicken und sich einprägen kann. Damit Sie die erforderliche Motivation auf dem Weg nicht verlieren, sollten Sie jeden Tag etwas aus Ihrem Maßnahmenkatalog umsetzen. So haben Sie laufend kleine Erfolgserlebnisse und gewinnen an Kraft, anstatt sie zu verlieren.

Hier erhalten Sie nochmal eine Checkliste mit den wichtigsten Details:

- Was ist mein spezifisches Ziel?
- Woran kann ich erkennen, dass ich mein Ziel erreicht habe?
- Habe ich eine emotionale Bindung zu meinem Ziel?
- Ist das Ziel realistisch?
- Bis wann habe ich das Ziel erreicht?
- Welche Maßnahmen muss ich ergreifen, um mein Ziel zu erreichen?
- Habe ich die Maßnahmen priorisiert?
- Habe ich die einzelnen Schritte auf dem Weg zu meinem Ziel visualisiert?

- Kann ich jeden Tag etwas von meiner Maßnahmenliste umsetzen, um mich selbst zu motivieren?

Fragen:
Welches sind meine 3 größten Ziele?
Habe ich alle Faktoren der SMART-Formel berücksichtigt?

3.1 Mein Vertrag mit mir selbst

Ich, ________________________

verpflichte mich mit diesem Vertrag, mein Bestes zu geben, um meine Wünsche, Träume und Ziele zu erreichen. Ich setze alles daran, auch schwerere Hürden zu meistern und aus dem Weg zu räumen.

Meine 3 größten Ziele, die ich erreichen werde:

1: ________________________
Ich erreiche dieses Ziel bis zum:
Ich feiere die Zielerreichung wie folgt:

2: ________________________
Ich erreiche dieses Ziel bis zum:
Ich feiere die Zielerreichung wie folgt:

3: ________________________
Ich erreiche dieses Ziel bis zum:
Ich feiere die Zielerreichung wie folgt:

Ich bin mir bewusst, dass es auf meinem Weg zu diesen Zielen Hindernisse und Hürden geben kann und wird. Dennoch lasse ich mich dadurch nicht aufhalten. Sollte ich mal eine kleine Auszeit benötigen, um Kraft zu tanken, dann werde ich sie mir nehmen. Danach setze ich meinen Weg weiter gewissenhaft fort. Ich werde jeden Tag etwas dafür tun, um meinen Zielen ein Stück näher zu kommen. Sollte ich merken, dass ich zeitlich nicht hinterherkomme, werde ich kreativ und zünde den Turbo, um wieder aufzuholen. In der gesamten Zeit werde ich wertschätzend, achtsam und liebevoll mit mir selbst umgehen. Wenn etwas mal nicht funktioniert, wird es keine Rechtfertigungen, Entschuldigungen oder Ausreden geben. Ich schaffe es! Garantiert!

Diesen Vertrag platziere ich an einem Ort, an dem ich ihn jeden Tag sehen und mich an meine Ziele erinnern kann.

Datum: ________________ Unterschrift: ________________

4. Welche Werte sind Ihnen wichtig?

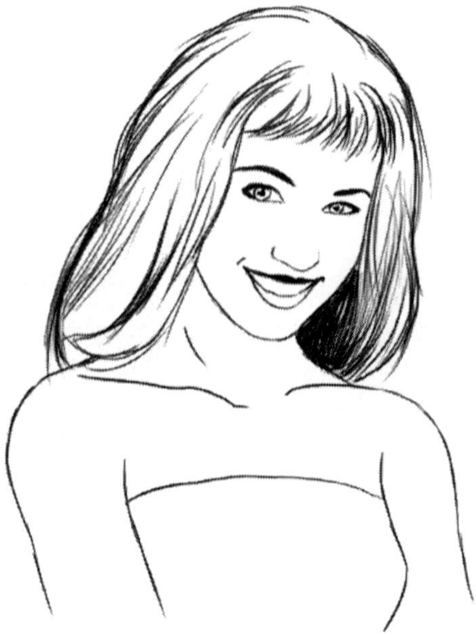

Wenn einem Menschen etwas wirklich wichtig ist, dann hat es einen großen Wert für sie oder ihn. Da jeder sein eigenes Wertesystem hat und andere Dinge als wichtig empfindet, macht es Sinn, seine eigenen Werte im Leben zu identifizieren. Und genau diese sollte man der Priorität nach entsprechend ausleben. Welche Werte sind Ihnen wichtig im Leben? Suchen Sie mindestens 15 unterschiedliche Werte aus der Übersicht heraus und kreuzen diese an. Es dürfen auch gerne mehr sein.

Abenteuer		Geld		Professionalität	
Aktivität		Grenzen sprengen		Pünktlichkeit	
Akzeptanz		Harmonie		Perfektionismus	
Anders sein		Herzlichkeit		Realismus	
Anerkennung		Hilfsbereitschaft		Resilienz	
Ansehen		Hoffnungsvoll		Respekt	
Anstand		Höflichkeit		Ruhe	
Aufgeschlossenheit		Humorvoll		Sauberkeit	
Ausdauer		Individualität		Selbstbestimmung	
Authentizität		Innovativ		Selbstdisziplin	
Begeisterung		Inspiration		Selbstbewusstsein	
Beharrlichkeit		Intelligenz		Selbstvertrauen	
Bescheidenheit		Interesse		Sensibilität	
Dankbarkeit		Intuition		Seriosität	
Demut		Konsequenz		Sicherheit	
Effektivität		Kontrolle		Sparsamkeit	
Effizienz		Kreativität		Spaß	
Ehrlichkeit		Leidenschaft		Teamgeist	
Empathie		Leichtigkeit		Toleranz	
Entscheidungsstärke		Liebe		Transparenz	
Fairness		Loyalität		Treue	
Fleiß		Mitgefühl		Unabhängigkeit	

Freiheit		Motivation		Verantwortung	
Freude		Mut		Verlässlichkeit	
Freundlichkeit		Nachhaltigkeit		Vertrauen	
Frieden		Neutralität		Weisheit	
Fröhlichkeit		Offenheit		Willenskraft	
Geduld		Optimismus		Würde	
Gelassenheit		Ordnung		Zielstrebigkeit	
Gesundheit		Pflichtbewusst-sein		Zuneigung	
Großzügigkeit		Phantasie		Zuverlässigkeit	

Suchen Sie sich aus Ihrer Auswahl nun die 10 Werte heraus, die Ihnen am wichtigsten sind und priorisieren diese von 1 – 10. An erster Stelle steht Ihr wichtigster Wert. Die ersten 3 Werte markieren Sie bitte mit einem Textmarker. Denn darauf sollten Sie einen besonders großen „WERT“ legen.

1. ______________________
2. ______________________
3. ______________________
4. ______________________
5. ______________________
6. ______________________
7. ______________________
8. ______________________
9. ______________________
10. ______________________

5. Was ist Ihr Sinn im Leben?

Um möglichst viel Lebensglück zu erfahren, sollte man einen Sinn im Leben sehen. Wer würde schon ein sinnloses Leben lieben? Ich erlebe es häufig, dass Menschen darauf warten, bis der richtige Zeitpunkt, das eine, richtige Ding oder das nötige Geld angeflogen kommt. Dafür habe ich mir mal folgenden Satz kreiert:

„Wer den Sinn im Leben finden will, sollte aufhören zu suchen und beginnen, dem Leben einen Sinn zu geben."

Warten Sie also nicht, bis irgendetwas kommt oder sich so anfühlt, als wäre es das eine große Ding. Kreieren Sie Ihr Leben und den Sinn darin. Folgende Fragen können Ihnen dabei weiterhelfen:

1. Was würde ich im Leben tun, wenn Geld nicht wichtig wäre?

___

2. Was im Leben bringt mir die größtmögliche Erfüllung?

___

3. Wie könnte ich die Welt ein Stück verbessern?

___

4. Was würde ich tun, wenn ich nochmal von vorne anfangen könnte/müsste?

___

5. Was würde ich tun, wenn ich nur noch 10 Monate zu leben hätte?

___

6. Was ist die Schnittmenge aus den vorherigen 5 Antworten? Welchen Sinn gebe ich meinem Leben in Zukunft?

Teil 5 –

Das innere Kind heilen

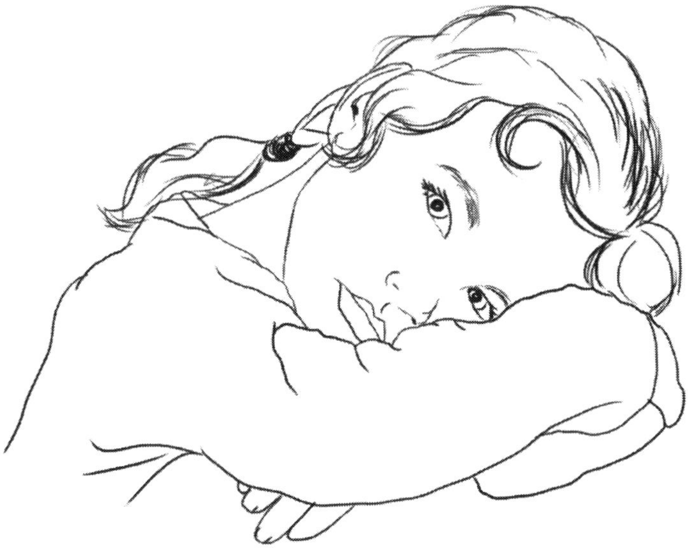

1. Befreien Sie Ihr inneres Kind

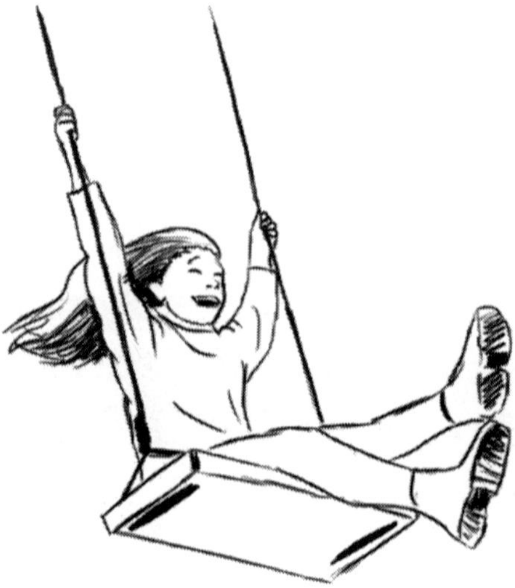

Jeder erinnert sich irgendwie an seine Kindheit. Manche Gedanken sind sehr schön, andere vielleicht sehr verletzend. Das menschliche Unterbewusstsein ist so aufgebaut, dass es erfahrene und erlebte Katastrophen nicht noch einmal durchleben möchte. Es beschützt uns. In der Kindheit kann es jedoch vorkommen, dass wir Erfahrungen machen, die uns sehr gekränkt und verletzt haben und uns damit im Erwachsenenalter weiter kränken und blockieren.

Rita hat zum Beispiel als Kind ständig Ärger bekommen, wenn ihr Zimmer nicht ordentlich war. Diese Erfahrung hat sie so geprägt, dass sie als gestandene, erwachsene Frau die Krise bekam, wenn irgendwo etwas nicht ordentlich an seinem Platz war. Ihr gesamter Fokus lag darauf zu schauen, ob alles sauber und aufgeräumt war. Als Kind hätte sie aber viel lieber gespielt und auch mal etwas liegen gelassen.

Es gibt vieles, was wir aus unserer Kindheit mitgenommen haben. Solange es förderlich und hilfreich ist, brauchen wir nichts verändern. Belastet uns jedoch etwas, macht es Sinn, sich damit zu beschäftigen und die Blockade aufzulösen. Durch die Heilung des inneren Kindes kann dies gelingen. Es gibt verschiedene Möglichkeiten und zahlreiche Übungen, um sich dem Thema zu nähern. Ich halte es immer gerne einfach und habe daher die schnellste und effektivste Variante als Übung für Sie ausgewählt. Sie können diese immer wieder nutzen. Nehmen Sie sich dafür jedoch stets ausreichend Zeit.

Übung:

Setzen oder legen Sie sich hin und schließen Ihre Augen. Erinnern Sie sich an eine Situation aus der jüngsten Vergangenheit, in der Sie sich geärgert haben, wütend oder extrem gestresst waren. Fühlen Sie sich in diese Situation so hinein, als würde sie jetzt in diesem Moment stattfinden.

Dann stellen Sie sich vor, dass nicht mehr Sie in der Situation sind, sondern Ihr jüngeres Ich. Vielleicht in einem Alter von 3 oder 4 Jahren. Sie sehen, wie es sich ärgert, vielleicht um sich schlägt, mit den Füßen auf den Boden stampft und laut schreit. Gehen Sie nun auf das Kind zu, gehen in die Hocke und schauen ihm tief in die Augen. Nun stellen Sie ihm folgende Fragen und warten jeweils auf die Antwort. Schreiben Sie sich diese im Anschluss auf.

1. Was brauchst du gerade?
2. Was macht dich so wütend / traurig / verzweifelt etc.?
3. Bist du wütend auf mich und / oder jemand anderen?
4. Wie fühlst du dich mit … ? (einer bestimmten Person)
5. Wie geht es dir, wenn wir darüber sprechen?
6. Was verursacht diese Gefühle in dir?

Nehmen Sie Ihr jüngeres Ich nun für 1-2 Minuten in den Arm. Sagen Sie nichts, geben Sie ihm einfach das Gefühl, genau zu wissen, wie es ihm gerade geht. Danach schauen Sie ihm wieder tief in die Augen und sagen folgendes zu ihm:

„Du und ich, wir gehören zusammen. Du bist ein Teil von mir und ich bin ein Teil von Dir. Du brauchst Dich niemals fürchten oder das Gefühl zu haben, dass Dich keiner versteht. Ich bin immer für Dich da."

Öffnen Sie nun ihre Augen. Stehen Sie wieder auf und bewegen sich für circa 1 Minute. Setzen oder legen Sie sich dann wieder hin. Versetzen Sie sich erneut in die Situation, in der Sie verärgert, wütend oder gestresst waren. Sie sollten nun wahrnehmen können, dass sich Ihr Gefühl verändert hat. Sollte es sich noch nicht wie gewünscht anfühlen, dann durchlaufen Sie den gesamten Prozess erneut.

Sie können diese Übung selbst anwenden und für alle belastenden Themen wiederholen. Bei schwerwiegenden Angelegenheiten empfehle ich Ihnen jedoch, den Rat eines Experten hinzuzuziehen.

Fragen:

Welche Erfahrung habe ich mit dieser Methode gemacht?
Welche Themen würde ich gerne mit dieser Methode lösen?

2. Emotionale Verletzungen & Entwicklungstraumata heilen

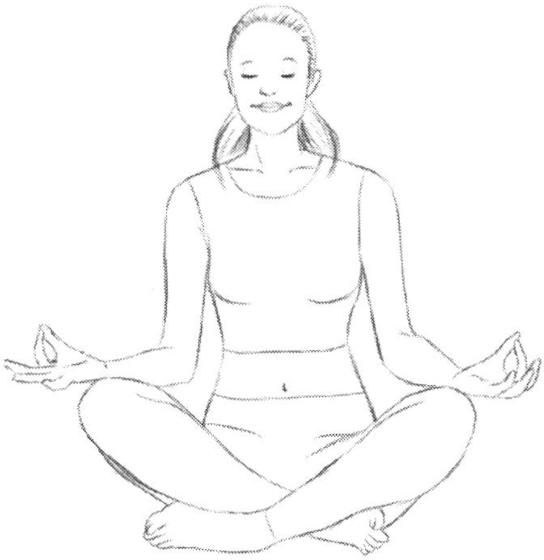

Seelische Verletzungen sind oft schwieriger zu erkennen als körperliche. Dennoch sind sie vorhanden und wirken sich auf unser Leben aus. Die Ursachen für emotionale Wunden oder Entwicklungstraumata können sehr vielfältig sein. Sie reichen von einem einfachen Streit bis hin zu erlebter Gewalt. Aber auch Trennungen, Enttäuschungen, Krankheiten, Verluste und viele andere Erlebnisse können uns sehr belasten.

Jeder hat mal schwere Zeiten und muss durch ein Tal der Gefühle laufen. Im Kindesalter ist jedoch besondere Obacht geboten. Alles, was ein Mensch in frühen Entwicklungsjahren erlebt, formt sein Selbstbewusstsein, Selbstvertrauen und Selbstwertgefühl. Je positiver diese Erfahrungen sind, desto mehr Lebensfreude und Lebensglück ist erlebbar. Negative Prägungen hingegen können zu einem Entwicklungstrauma führen. Man erkennt dieses zum Beispiel daran, dass jemand überdurchschnittlich gestresst oder aggressiv ist, aber auch stark ausgeprägte Schuld- und Schamgefühle aufweist. Menschen mit einem solchen Trauma haben oft Depressionen, Ängste, Schwierigkeiten in zwischenmenschlichen Beziehungen und ein geringes Selbstwertgefühl.

Die Ursachen können sehr vielfältig sein. Zuallererst denkt man meist an schwerwiegende Erlebnisse. Das kann, muss aber nicht sein. Es gibt zwei Möglichkeiten: Entweder es war ein einzigartiges und hochemotionales Erlebnis, oder irgendetwas hat sich so oft wiederholt, dass es sich aufgrund der Regelmäßigkeit im Unterbewusstsein verankert hat. Ein Trauma wird nicht nur in den eigenen Gedanken gespeichert, sondern im gesamten Nervensystem. Es befindet sich im Körper, in den Emotionen und in den Zellen. Daher ist es auch nicht so einfach, es zu bearbeiten.

Was viele darüber hinaus nicht wissen: Entwicklungstraumata können auch bereits vor der Geburt entstehen. Da die Mutter mit dem ungeborenen Kind verbunden ist, werden Gefühle und Emotionen direkt und eins zu eins miteinander ausgetauscht. So spürt man im Mutterleib genau das, was auch die Mutter spürt. Evolutionsbiologisch gesehen hat das enorme Vorteile. Hält sich die Mutter in einem gefährlichen Umfeld auf, so ist das Kind nach der Geburt ebenfalls deutlich wachsamer und hat eine größere Chance zu überleben. Die Natur ist ein Wunderwerk. Dennoch leben wir heute in einer Gesellschaft, in der wir unnötig viele Ängste und Befürchtungen haben. Daher ist es wichtig, solche Entwicklungstraumata so schnell es geht zu entschärfen.

Dagmar ist mittlerweile Rentnerin und litt unter einem Entwicklungstrauma. Ihr Vater verließ die Familie bereits vor ihrer Geburt. Für die Mutter war das damals ein Schock. Sie wurde nicht nur sitzengelassen, sondern lebte als Alleinerzieherin unter dem ständigen Druck, die nötigen finanziellen Mittel dafür aufzubringen. Sie hatte enorme Existenzängste. Als Dagmar geboren wurde, lebten sie zu zweit in einem Hochhaus und erhielten vom Sozialamt eine Unterstützung. Dagmar war ein sehr schreckhaftes Kind und schrie viel. Vor allem, wenn ihre Mutter nicht in Sichtweite war. Der spätere Gang in den Kindergarten war immer ein Kampf. Sie hatte ständig Angst, sich von ihrer Mutter zu verabschieden. Es fühlte sich so endgültig für sie an. In der Schule setzte sich das gleiche Muster fort. Auch als sie älter wurde, ihren ersten Freund hatte, plagte sie ständig das Gefühl, er könnte sie verlassen. Selbst in späteren Beziehungen wurde es nicht besser. Dagmar hatte einen guten und eigentlich sehr sicheren Job bei der Stadt mit Beamtenstatus. Dennoch sorgte sie sich, dass sie ihre Arbeit verlieren könnte. Schließlich begann Sie noch vor ihrem 55. Geburtstag eine Therapie. Aufgrund ihrer Erlebnisse konnte man nicht darauf schließen, dass es irgendwelche Krisen in ihrem Leben gegeben hatte. So forschten sie in der Zeit vor der Geburt und wurden fündig. In einer weiteren Hypnosetherapie bestätigte sich der Verdacht, dass in Dagmar durch die übernommenen Erlebnisse ihrer Mutter während deren Schwangerschaft ein Entwicklungstrauma ausgelöst worden war. Noch in dieser Sitzung wurde ihr klar, dass die quälenden Gefühle, die sie ihr ganzes Leben schon begleiteten, nicht ihre eigenen waren. Mit einem Mal verschwanden sämtliche Ängste und Befürchtungen. Es war, als hätte sich durch diese Erkenntnis ein Schalter in ihrem Kopf umgelegt.

Bei Dagmar handelte es sich um den speziellen Fall der vorgeburtlichen Entstehung eines Entwicklungstraumas. Viel häufiger geschieht es, dass Prägungen während der ersten 1 - 4 Lebensjahren auftreten. In diesem Alter hat ein Kind noch kaum Referenzerlebnisse und auch kein Zeitgefühl. Alles, was erlebt wird, fühlt sich unendlich an. Daher ist das Unterbewusstsein so empfänglich. Schließlich will es einen ein Leben lang vor der Wiederholung von schlimmen Ereignissen und Katastrophen beschützen.

Aber nicht aus jedem negativen Erlebnis entsteht gleich ein Trauma. Problematisch wird es erst, wenn prägende Erlebnisse verdrängt, ignoriert oder nicht richtig verarbeitet werden. Denn dann wirken sie weiter und warten auf den Zeitpunkt, an dem sie erkannt und behandelt werden können. In der Zwischenzeit wird die Lebensqualität oft deutlich eingeschränkt. Es kann zu Panikattacken, Erschöpfung, Kreislaufproblemen oder starken Depressionen kommen.

Betroffene identifizieren sich häufig mit ihrem Problem und stellen sich daher immer wieder selbst infrage. Das führt dazu, dass sich ein solches Trauma noch weiter verfestigt. Viele überfordern sich dann ständig selbst, weil sie glauben, keine Fehler machen zu dürfen. Andere haben Angst abgelehnt, verlassen oder enttäuscht zu werden.

Es ist, als würde man sein ganzes Leben lang durch eine Brille schauen, die einem als Kind aufgesetzt wurde. Und danach richten wir alles aus. Sie bestimmt, wie wir die Welt wahrnehmen. Wir verwenden Lebensstrategien, die wir im Kleinkindalter für sinnvoll erachteten. Setzen wir die Brille jedoch irgendwann ab, dann können wir das Leben auf eine ganz neue Art erleben und genießen. Sichtweisen ändern sich und neue Wege tun sich auf. Man erkennt seine alten Verhaltensmuster und kann sich davon trennen. Genau wie es bei Dagmar geschehen ist.

Daher ist es ratsam, solche Entwicklungstraumata aufzuspüren, zu erkennen und zu bearbeiten. Bei sehr belastenden Themen sollte man besser einen Therapeuten hinzuziehen. Denn nicht selten kann es durch eine Überforderung zu einer Festigung oder Retraumatisierung kommen. Da ein Trauma sich im gesamten Nervensystem eingenistet hat, sollte der Therapeut entscheiden, welche Therapie im speziellen Fall sinnvoll ist.

Sie können aber auch selbst etwas tun und begleitend aktiv werden. Dafür haben sich folgende Bausteine als sehr hilfreich erwiesen:

Den Schmerz zulassen

Versuchen Sie nicht, dem Schmerz auszuweichen oder ihn zu vermeiden. Denn das funktioniert nicht. Sie müssen das Gefühl zulassen. Auch wenn es ungewöhnlich klingen mag, die Emotionen wollen ausgelebt werden. Fühlen Sie, was gerade da ist und akzeptieren Sie es als einen momentanen Teil von Ihnen.

Sich selbst annehmen

Seien Sie nicht jedermanns Liebling. Sie müssen nicht in jedes Raster passen. Stehen Sie zu sich selbst und nehmen Sie sich so an, wie Sie sind. Dadurch entwickeln Sie mehr Selbstvertrauen, stärken Ihr Selbstbild und gewinnen neues Vertrauen in Ihre Intuition.

Gesunde Abgrenzung und „Nein" sagen

Stehen Sie zu Ihren Bedürfnissen und dem, was Ihnen wirklich wichtig ist. Menschen haben unterschiedliche Werte und Vorstellungen von einem glücklichen Leben. Wenn Ihr Selbstwert jedoch daran gekoppelt ist, was andere Menschen von Ihnen erwarten, werden Sie Ihr Glück nicht finden. Grenzen Sie sich daher klar ab und sagen auch mal „Nein", wenn Sie gegen Ihr eigenes Wertesystem verstoßen müssten. Sie sind schließlich der wichtigste Mensch in Ihrem Leben.

Seiner Seele etwas Gutes tun

In diesem Buch haben Sie viele Tools, Werkzeuge und Möglichkeiten kennengelernt, um Ihrer Seele etwas Gutes zu tun. Einerseits ist es wichtig, sich selbst besser kennenzulernen. Aber noch wesentlicher ist es, sich selbst und seinen Bedürfnissen gerecht zu werden. Sie müssen niemandem etwas beweisen, daher dürfen Sie dem Perfektionismus die Hand schütteln und ihn verabschieden. Auch wenn wir dankbarer sind, vergeben und verzeihen können, streicheln wir unsere Seele. Achten Sie mehr darauf, was Ihnen wirklich guttut, anstatt den Erwartungen anderer gerecht zu werden. Dadurch sind Sie nicht negativ egoistisch. Nur wenn es Ihnen gut geht, kann es auch Ihrem Umfeld in Ihrer Gegenwart gut gehen. Sich selbst wichtig zu nehmen ist, als würden Sie Ihre Seele mit einer sanften Feder streicheln.

Sich selbst lieben

Haben Sie bereits das Gefühl, in sich selbst verliebt zu sein? Haben Sie Lust, für den Rest Ihres Lebens Zeit mit sich zu verbringen? Sie haben nun alles Wissenswerte zum Thema Selbstliebe erfahren und wissen nun exakt, wo Sie auf welche Weise ansetzen können. Doch etwas liegt mir abschließend noch am Herzen: Tun Sie sich nicht einfach nur gute Sachen, schenken Sie sich nicht nur wundervolle Erlebnisse.

„Beginnen Sie wirkliche Liebe für sich zu empfinden! Denn dann kommt es gar nicht mehr darauf an, was Sie tun. Jeder Moment wird dann ein Genuss."

Fragen:

Welche Erlebnisse hatte ich als Kind, die möglicherweise immer noch einen Einfluss auf mein Leben haben können?
Was davon könnte und sollte ich noch bearbeiten?
Wie sehr kann ich Schmerz bereits zulassen?
Wie gut kann ich mich selbst annehmen?
In welchen Situationen könnte ich öfters „Nein" sagen?
Mit welchen Tools und Werkzeugen werde ich meiner Seele in Zukunft etwas Gutes tun?
Was kann ich noch tun, um noch verliebter in mich selbst zu sein?

Schlusswort

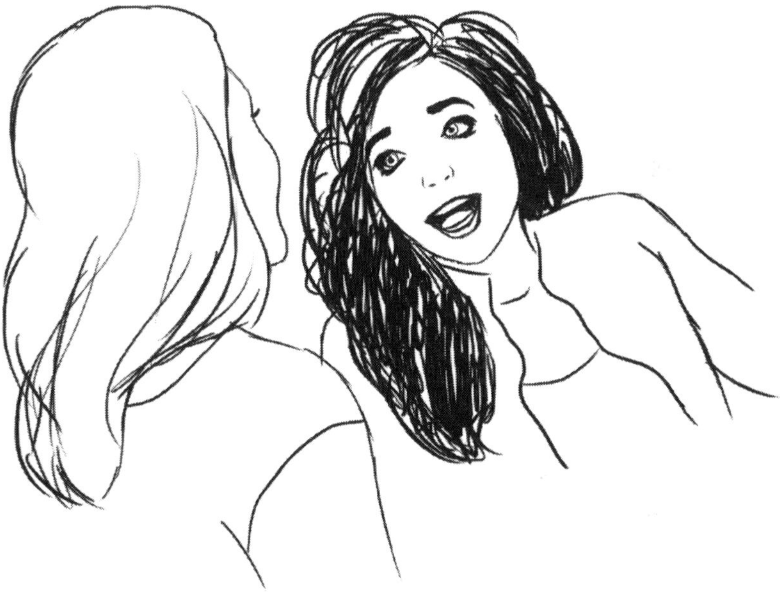

Mittlerweile sind einige Wochen vergangen, seitdem Jana und ich uns abends im Lokal trafen, sie sich aussprechen konnte und wir gemeinsam Ihre Situation analysierten. Sie lernte in der Zwischenzeit einen neuen Mann kennen, war glücklicher auf der Arbeit und vor allem auch mit sich selbst. Das war ihr nur möglich, weil Sie Verantwortung übernahm und etwas veränderte.

Sie begann in der ersten Woche, sich liebevolle Affirmationen auszudenken und verwendete sie jeden Tag vor dem Spiegel. Zu Beginn war es ihr etwas unangenehm. Mittlerweile gehört es wie die Körperpflege zu ihrem täglichen Ritual. Ebenso schreibt sie seither ein Selbstliebe-Tagebuch. Das hatte den Effekt, dass Sie sich mehr und mehr auf die positiven Dinge im Leben fokussieren konnte. Inzwischen war sie sogar dankbar dafür, dass die Beziehung zu ihrem damaligen Lebensgefährten gescheitert war. Sonst hätte sie Ihren neuen Partner nie kennengelernt. Auch wenn sie noch nicht fest zusammen sind, achtet sie darauf, möglichst viele schöne Momente mit ihm gemeinsam zu erleben. Jana begann auch ihren Körper mehr zu lieben, indem sie ihm mehr Aufmerksamkeit schenkte. Sie geht jetzt einmal pro Woche zur Massage und konzentriert sich mehr auf Ihre Gesundheit als auf die Schönheit. Sie kann sich auch wieder als ganze Person sehen und reduziert sich nicht mehr auf ihre kleinen Schwächen. Nach unserem Gespräch besuchte sie noch für vier Sitzungen einen Coach, der auf das Thema „Inneres Kind" spezialisiert war. Er begleitete sie aus einer alten, emotionalen Kindheitsverletzung heraus. Jana ist seitdem wie ausgewechselt. Mir kommen immer noch Freudentränen, wenn ich daran denke.

Ich freue mich immer zu sehen, wie Menschen sich weiterentwickeln. Auch Sie können mit einfachen Mitteln und etwas Einsatz mehr Glück, Erfüllung und Selbstliebe in Ihr Leben bringen. In diesem Ratgeber haben Sie eine Fülle an Möglichkeiten mitbekommen. Denken Sie bei der Umsetzung daran, dass Sie nicht alles machen müssen. Picken Sie sich - wie bei einem Buffet - die Dinge heraus, mit denen Sie die schnellsten Veränderungsschritte einleiten können. Gehen Sie dabei jedoch auch ein bisschen aus Ihrer Komfortzone heraus, damit Weiterentwicklung auch möglich wird.

Auf diesem Weg wünsche ich Ihnen alles Liebe und Gute.

Dank

Vielen Dank dafür, dass Sie mein Buch gelesen haben.

Herzlichst,
Ihre Athina Crane

Ergänzende Literatur

Gefühle sind keine Krankheit | Dr. med. Christian Peter Dogs | Ullstein Verlag | 3. Auflage 2017

„Mein neues Ich“ - Das große 5 in 1 Buch: Selbstfindung, Inneres Kind heilen, Vergangenheit loslassen, Selbstliebe spüren, Glück finden | Stefanie Lorenz | Suhland | 1. Auflage 2020

Gib dir die Liebe, die du verdienst (GU Mind & Soul Einzeltitel) | Katharina Tempel | GU | 1. Auflage 2019

Dein Weg zur Selbstliebe: Mit dem Mut zur Veränderung deine Wahrheit leben (GU Mind & Soul Einzeltitel) | Robert Betz | GU | 1. Auflage 2016

Ich freue mich auf Ihr Feedback

Für mich ist es sehr wichtig, Feedback zu meinem Buch zu bekommen. Wenn Sie Anregungen oder Verbesserungsvorschläge haben, so schreiben Sie mir doch bitte eine Mail:

info@mellontikos-verlag.com

bevor Sie eine schlechte Bewertung abgeben. Ich freue mich sehr über konstruktive Kritik. Da es mich viel Zeit und Energie gekostet hat, dieses Buch zu erstellen, wäre ich Ihnen sehr dankbar, wenn Sie mir anstelle einer schlechten Bewertung Ihre Verbesserungsvorschläge persönlich zukommen lassen. Denn dann hätte ich eine Chance, Ihre Kritik anzunehmen und mein Buch zu verbessern.

Über eine Rückmeldung in Form einer Rezension auf Amazon würde ich mich ebenfalls sehr freuen. Diese können Sie wie folgt erstellen: Besuchen Sie auf Amazon.de die Produktseite des Artikels, für den Sie eine Rezension erstellen möchten. Klicken Sie unter Kundenrezensionen auf „Kundenrezension verfassen". Bewerten Sie den Artikel und verfassen Ihre Rezension.

Alternativ können Sie diesen Link benutzen, der Sie direkt auf die Seite leitet, auf der bestellte Produkte zu bewerten sind. Der Link ist verschlüsselt und sicher:

https://mellontikos-verlag.com/Bewertung

Über den Verlag

Der junge, moderne Verlag MELLONTIKOS wurde 2021 gegründet mit dem Ziel, seinen Leserinnen & Lesern nützliche sowie hochwertige Qualitäts-Ratgeber zu den verschiedensten Themen anzubieten, die allesamt von erfahrenen Expertinnen & Experten stammen.

Der Mehrwert der Bücher steht absolut im Vordergrund und besteht darin, clevere Lösungen leicht verständlich vorzustellen und Sie zu inspirieren.

Genau deshalb arbeitet der Mellontikos Verlag ausschließlich mit ausgewählten Schriftstellerinnen & Schriftstellern zusammen, die eine große Expertise und einen langjährigen Erfahrungsschatz vorzuweisen haben.

Diese stellt Ihnen der Verlag auf seiner Webseite persönlich vor, damit Sie sich selbst ein Bild machen können von dem hochqualifizierten und engagierten Autorenteam sowie den aufwendigen Werken.

https://mellontikos-verlag.com

Haftungsausschluss

Der Autor übernimmt keinerlei Gewähr für die Aktualität, Korrektheit, Vollständigkeit oder Qualität der bereitgestellten Informationen und weiteren Informationen. Haftungsansprüche gegen den Autor, welche sich auf Schäden materieller oder ideeller Art beziehen, die durch die Nutzung oder Nichtnutzung der dargebotenen Informationen bzw. durch die Nutzung fehlerhafter und unvollständiger Informationen verursacht wurden, sind grundsätzlich ausgeschlossen, sofern seitens des Autors kein nachweislich vorsätzliches oder grob fahrlässiges Verschulden vorliegt. Alle Angaben wurden vom Autor mit größter Sorgfalt und nach bestem Wissen und Gewissen recherchiert oder spiegeln seine eigene Meinung wider. Der Inhalt des Buches passt möglicherweise nicht zu jedem Leser und die Umsetzung erfolgt ausdrücklich auf eigenes Risiko. Es gibt keine Garantie dafür, dass alles genau so, bei jedem Leser, zu genau den gleichen Ergebnissen führt. Der Autor und/oder Herausgeber kann für etwaige Schäden jedweder Art aus keinem Rechtsgrund eine Haftung übernehmen.

Urheberrecht

Printed in Germany
by Amazon Distribution
GmbH, Leipzig

31124189R00084